THE SCIENCE OF NUTRITION

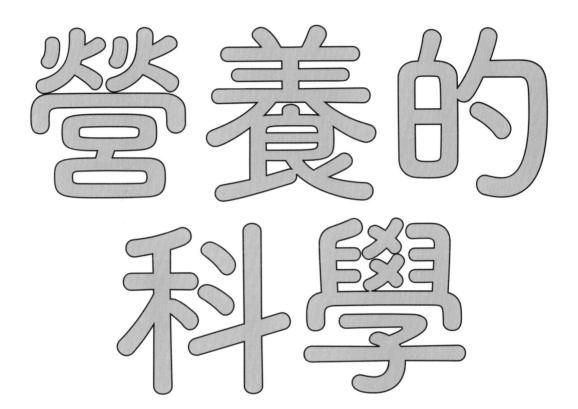

營養的科學

RHIANNON LAMBERT

里安農·蘭伯特 著　　華子恩 譯

常常生活文創

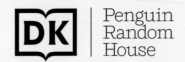

作者／里安農‧蘭伯特 (Rhiannon Lambert)
譯　　者／華子恩
企畫編輯／王瀅晴
特約編輯／劉素芬
封面設計／許晉維
內頁排版／李岱玲

發行人／許彩雪
總編輯／林志恆
出版者／常常生活文創股份有限公司
地址／106 台北市大安區信義路二段 130 號

讀者服務專線／ (02) 2325-2332
讀者服務傳真／ (02) 2325-2252
讀者服務信箱／ goodfood@taster.com.tw

法律顧問／浩宇法律事務所
總經銷／大和圖書有限公司
電話／ (02) 8990-2588 （代表號）
傳真／ (02) 2290-1628

製版印刷／龍岡數位文化股份有限公司
初版一刷／ 2023 年 11 月
定價／新台幣 699 元
ISBN ／ 978-626-7286-10-4

For the curious
www.dk.com

國家圖書館出版品預行編目 (CIP) 資料

營養的科學：175 張科普圖表，解析 7 大營養素、5 大添加物，從斷食到各式流行飲
食法，從腸道健康到各族群層的飲食策略，英國頂尖營養學家用科學講述身體吸收
的機轉，圖解 112 個你最想了解的食物與健康問題 / 里安農.蘭伯特 (Rhiannon
Lambert) 著；華子恩譯 . -- 初版 . -- 臺北市：常常生活文創股份有限公司，2023.11
　面；　公分
譯自：The science of nutrition : debunk the diet myths and learn how to eat
well for health and happiness
ISBN 978-626-7286-10-4(平裝)

411.3   112017491

營養的科學：

175張科普圖表，解析7大營養素、5大添加物，
從斷食到各式流行飲食法，
從腸道健康到各族群層的飲食策略，英國頂尖營養學
家用科學講述身體吸收的機轉，
圖解112個你最想了解的食物與健康問題

The Science of Nutrition: Debunk the Diet
Myths and Learn How to Eat Well for Health and
Happiness

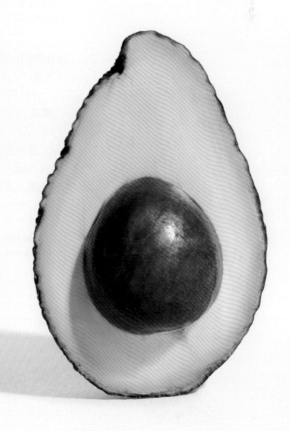

FB｜常常好食　　網站｜食醫行市集

CONTENTS

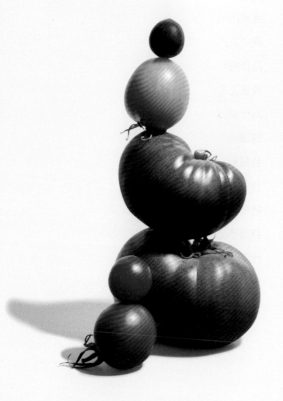

序

對我來說，進入羅漢普頓大學攻讀營養學是改變我一生的決定，某種程度上而言，這也是在我親身經歷過我們多麼容易與食物陷入失衡的關係後所做的決定，並發現急迫地尋求通往飲食快速修復的道路，將讓我們與輕鬆健康地享受食物背道而馳。

十七歲時的我是一名有抱負的女高音歌手，因為獲得了 Classic FM 古典調頻廣播電臺的年度青年音樂家獎，而成為眾人矚目的焦點。當時我就讀於英國皇家音樂學院，並曾在皇家亞伯特廳（Royal Albert Hall）和巴黎時裝週等舞臺上演唱，看起來我似乎過著最令人興奮的生活。

但承受了四年的音樂產業壓力，以及我用來為自己充電的各種短暫流行飲食法所帶來的壓力之後，我審視我的職業生涯，想著：我不要再這樣下去了。儘管徹底轉換職業跑道很少見，但這是我所採取最好的行動之一。

我在接下來疲累但刺激的四年裡取得了營養學學士和碩士學位，並以一名新手營養學家的身分展開新生活。2016 年，我在哈里街創辦了一間名為 Rhitrition 的私人診所，目前我和我的專家團隊們與個人及暢銷品牌合作，為他們的健康和幸福提供支持。我們的理念很簡單：相信透過我們享用的食物和所過的生活，每個人都能擁抱健康的生活方式。事實上，我們的身體和我們的個性一樣獨一無二，因此我們都應該努力找到適合自己的飲食方式。

透過臨床經驗，我瞭解到偽科學是多麼的普遍。偽科學無處不在，從超市的標籤到你 IG 動態消息的彈出式廣告，尤其是雜誌裡：用專業術語堆砌的大膽聲明，給人帶來它們有實驗研究支持的錯覺。在本書，《營養的科學》，我將採用截然相反的方法：用鋼鐵般、無庸置疑的事實來教導你、幫助你，以前所未有的方式來思考食物。

本書涵蓋了所有你能想到的主題——從腸道菌群到體重控制、心臟健康與免疫支持，再到純素飲食和間歇性斷食（還有介於其間的每件事）——本書用訊息豐富的插圖提供明確答案，讓人更容易理解。我相信在揭穿流行的迷思和飲食方法這方面，本書將讓你能夠在為了健康和幸福該吃些什麼、何時進食，以及如何進食的問題上，做出最適合自己的明智選擇。

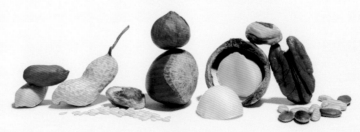

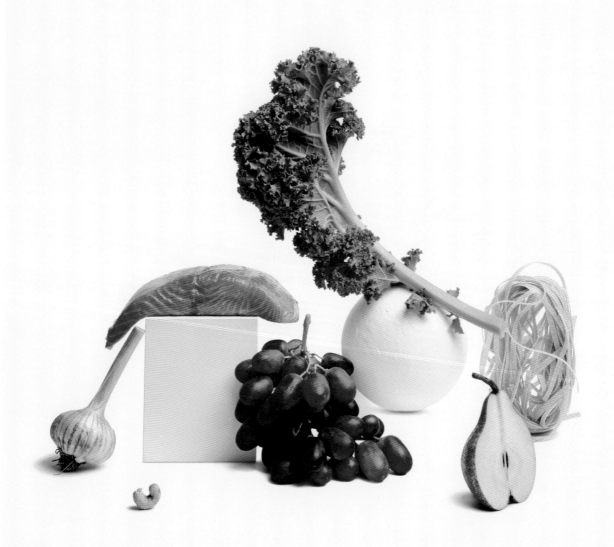

什麼是營養學？

我們所謂的營養是什麼？

營養是一種透過食物提供身體所需養分的過程，以維護身體健康和促進生長。
基本上，營養是經由你吃下的食物給身體帶來滋養。

————

吃得營養豐富能讓你享受健康帶來的幸福感。如果你想要自己的身體健康且保養良好，在對抗疾病時有最大勝算，並且在最佳狀態下運行，足夠的營養是必不可少的。

基本上，我們是由巨量營養素獲得滋養，那是飲食中的主要角色，不過微量營養素的重要性並不亞於巨量營養素。均衡的飲食同時包含了許多不同類型的巨量及微量營養素。

巨量營養素

巨量營養素有三種：碳水化合物（參見第12-13頁）、蛋白質（參見第14-15頁），以及脂肪（參見第16-17頁）。這三種巨量營養素能提供你身體運作所需的能量。

身體有許多不受我們意識控制的運作過程（像是呼吸、體溫調節、消化作用，還有細胞修復）都需要能量。當然，身體進行活動也需要能量。每天都需要相當大量的巨量營養素來支持你身體的許多重要功能。

微量營養素

我們對維生素和礦物質，即微量營養素的需求量，遠少於巨量營養素，但對於執行身體功能來說必不可少。它們也是兒童健康成長和發育所必需的營養素。由於我們需要的巨量營養素遠超過微量營養素，因此很容易輕忽微量營養素的重要性，而更注重將前者納入飲食當中。但是，缺乏微量營養素會導致嚴重的後果。世界衛生組織表示，微量維生素缺乏是一些最常見的營養缺乏症的肇因，比如說貧血（缺鐵）和佝僂病及骨質疏鬆症（缺維生素D），這些全都會令身體的健康和機能受到嚴重損害。

你可以從植物中獲得大部分的維生素和礦物質。植物性食物有各式各樣的色調和色彩，它們的顏色與其所含的營養素有關。譬如，橘色通常代表維生素A的存在；紫色表示有抗氧化物；綠色含有維生素K和鐵；而紅色的蔬菜則含有大量的維生素C。所以色彩豐富的飲食將讓你能攝取相當多樣化的營養素。

每種微量營養素的每日需要量因人而異，不過如果你的飲食健康且均衡，含括有動物性與植物性的食物，你就可能可以攝取到身體需要的所有微量營養素，而不需要營養補充品。至於那些不吃動物製品的人，考慮周全的飲食加上針對性的營養補充品，將能提供你所需的必需營養素（參見第128-131頁）。無論如何，如果你希望透過加強飲食來獲得最佳健康效果，請務必諮詢註冊營養師或營養專家。

獨一無二的營養需求

營養學中沒有一體適用的情況。

每種巨量營養素和微量營養素的最佳攝取量取決於許多因素。你的年齡、性別、遺傳、代謝、身體活動量和個人偏好，在確定哪些食物能讓你維持最佳運作狀態上，發揮著作用。學著傾聽自己的身體，注意自己的飲食感受。如果有任何疑慮，請去看你的家庭醫師。

蔬菜

蔬菜富含微量營養素與風味，能提供多樣性和滋養

碳水化合物

碳水化合物是身體的主要能量來源，並提供纖維促進健康的消化作用

什麼是碳水化合物？

碳水化合物是身體最主要的能量來源。它們為身體提供葡萄糖作為能量，
葡萄糖也能儲存起來（以肝醣的形式）備用。
碳水化合物也為消化道提供有用的纖維，對腸道健康發揮著重要作用。

————

劇烈運動時，葡萄糖是肌肉能量來源的首選。只有在葡萄糖供應耗盡時，身體才會轉而由脂肪獲取能量。身體也需要葡萄糖為多項無意識的生物作用／過程（biological processes）提供動力。

葡萄糖是大腦不可或缺的燃料，有助於集中注意力。碳水化合物在生成大腦的血清素供應中具有重要作用。這種調控情緒的荷爾蒙是由色胺酸組成，那是一種可透過飲食中的蛋白質獲取的胺基酸（參見第15頁）。碳水化合物協助色胺酸轉變成血清素，因此食用碳水化合物可幫助提振情緒。這或許可以解釋為什麼碳水化合物和甜食經常被做為療癒食物。

目前沒有足夠的研究顯示，攝取更大量的碳水化合物或富含色胺酸的蛋白質食物有助於改善人類的情緒。然而，碳水化合物攝取量低卻可能導致情緒低落。

如果你曾為了減肥而避免攝取碳水化合物，你可能體驗過情緒不穩，而且很難集中注意力的情況；你可能也會有倦怠感。血清素會被轉化成褪黑激素，這是一種能幫助調節生理時鐘的荷爾蒙。

單一和複合碳水化合物

單醣（分子形式最簡單的糖）和雙醣是單一碳水化合物。複合碳水化合物由許多單醣組成，並含有不同程度的澱粉。澱粉含量較少的複合碳水化合物，包括青花菜、櫛瓜、番茄還有茄子。澱粉含量較高的複合碳水化合物例子，則有馬鈴薯、豆類、玉米，以及鷹嘴豆。

單一分子
|
單醣
「Mono」是「單一」的意思；「saccharide」是「糖」的意思。這些是碳水化合物最基本的形式。

葡萄糖
穀類、義大利麵

果糖
水果、蔬菜、蜂蜜

半乳糖
乳製品

兩個分子
|
雙醣
當兩個單醣被化學鍵結合在一起時，它們就形成雙醣。

乳糖
乳製品

蔗糖
甜菜、甘蔗

麥芽糖
糖蜜、啤酒

多個分子
|
多醣
由高達數百個、甚至上千個單醣組成的碳水化合物。它們被稱為複合碳水化合物。

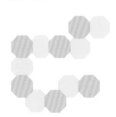

許多蔬菜、豆子、豆類，以及全穀雜糧類

碳水化合物的消化

澱粉含量較少的複合碳水化合物會在小腸（參見第28頁）被分解成單一碳水化合物（參見下文）。所有的非葡萄糖單醣都會在肝臟被轉變成葡萄糖，再釋放進入血流中。葡萄糖不是被立即用掉，就是轉變成肝醣（葡萄糖的多醣）儲存在肝臟和肌肉中，以備日後使用（參見第110-111頁）。

纖維（參見第18-19頁）指的是任何無法被小腸中的消化酵素（參見第28-29頁）分解的複合碳水化合物。這些纖維性物質進入大腸後，協助製造非常有用的短鏈脂肪酸，並滋養腸壁。

「好」和「壞」的碳水化合物

碳水化合物本質上沒有好壞之分。所有的食物都有其存在價值——關鍵是要為自己的身體找到平衡點。一般來說，天然、富含纖維的碳水化合物，比那些纖維成分已被去除的食物要來得營養。水果和蔬菜是碳水化合物的絕佳來源。

減少白麵包等類精製碳水化合物的攝取，並挑選全穀雜糧類等緩慢釋放能量的複合碳水化合物（參見第45頁），是有充分理由的。儘管精製碳水化合物能迅速提供能量，但它們通常缺乏必需營養素。不過，白麵粉也有一個優點——英國法律規定白麵粉要添加鐵、硫胺素和菸鹼酸。

米餅
許多人以為這些廣受歡迎的低卡零食是健康的，但事實上，它們的營養很低。

升糖指數（GI）是什麼意思？

由單一碳水化合物分解所得的葡萄糖會迅速地被血液吸收，而複合碳水化合物則需要更長時間進行分解。

升糖指數（GI）是測量攝食碳水化合物類食物後，你的血糖濃度（血糖值）上升速度的數值指標。升糖指數愈高，影響來得愈快。升糖負荷（GL）是有點不一樣的測量單位，它同時考慮了升糖指數和食物中碳水化合物的量。因此，義大利麵的升糖指數低於西瓜，但義大利麵含有更多的碳水化合物，所以升糖負荷更高。如果你吃下相等分量的這兩種食物，義大利麵對你的血糖濃度影響會更大。

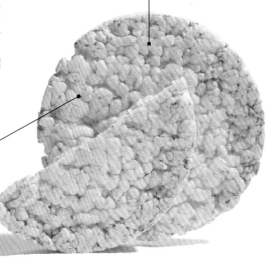

快速補充能量
米餅，主要由白米和空氣組成，能快速地提供少許能量

低營養
若想獲得更豐富的營養，可選擇糙米餅或全麥餅乾

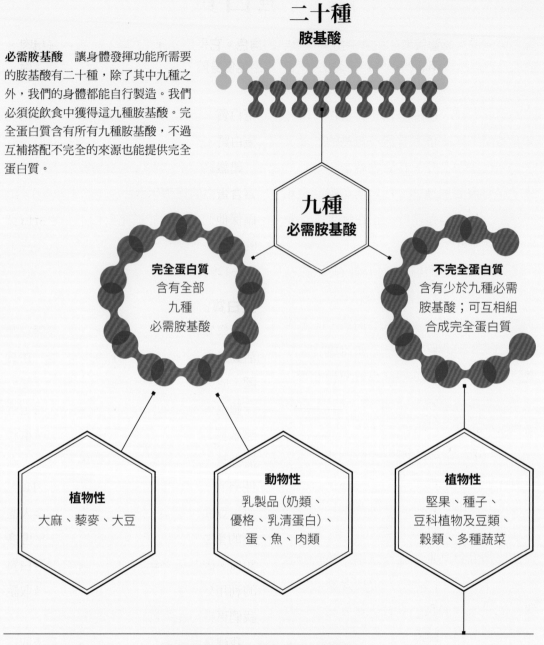

必需胺基酸 讓身體發揮功能所需要的胺基酸有二十種，除了其中九種之外，我們的身體都能自行製造。我們必須從飲食中獲得這九種胺基酸。完全蛋白質含有所有九種胺基酸，不過互補搭配不完全的來源也能提供完全蛋白質。

二十種
胺基酸

九種
必需胺基酸

完全蛋白質
含有全部
九種
必需胺基酸

不完全蛋白質
含有少於九種必需
胺基酸；可互相組
合成完全蛋白質

植物性
大麻、藜麥、大豆

動物性
乳製品（奶類、
優格、乳清蛋白）、
蛋、魚、肉類

植物性
堅果、種子、
豆科植物及豆類、
穀類、多種蔬菜

常見的不完全蛋白質互補配對：

扁豆＋米	花生醬＋全穀雜糧類麵包	**搭配花生醬汁的麵條**
燕麥＋堅果	**鷹嘴豆泥＋麵包 或 脆餅乾**	圓麵包夾黑豆漢堡排
糙米＋黑豆	烤豆子，放在全穀雜糧類吐司上	扁豆或豆子，搭配義大利麵

什麼是蛋白質？

蛋白質這種巨量營養素在飲食中扮演著重要的角色。它是建構身體的基石，被用在肌肉、皮膚、毛髮及指甲等的形成和修復上。蛋白質還能使身體的許多重要代謝功能發揮作用。

————

人體內的每一個細胞都含有蛋白質，種類多達數千種。蛋白質構成組織的結構。它們還會攜帶著分子在體內遊走，將這些分子送到需要的地方，在包括免疫反應和荷爾蒙的生成與運用等，正在發生的化學反應中發揮重要作用。

蛋白質由胺基酸組成。短鏈胺基酸被稱為胜肽（它們以肽鍵相互連結），而較長鏈的胺基酸則被稱為多肽或蛋白質。當愈來愈多胺基酸鏈條匯聚在一起並自發性地摺疊時，蛋白質鏈條的結構也會變得複雜。身體會將蛋白質鏈條分解成胜肽，以根據需要使用於特定目的上。例如，胰島素（參見第172-173頁）這種荷爾蒙就是一種胜肽。

身體能自己生成許多製造胜肽和蛋白質所需的胺基酸，但其中九種必需胺基酸只能由飲食中獲得（參見對頁）。因為身體無法用像儲存其他巨量營養素一樣的方式來儲存蛋白質，因此每天都需要攝取蛋白質。大量研究證實，含有足量蛋白質的飲食對健康有極大益處。

食物來源

含有足量所有九種必需胺基酸的食物被稱為完全蛋白質。它們存在於動物製品及少數植物性來源中。

不完全蛋白質是指不含所有九種必需胺基酸，或是必需胺基酸的含量不足以達到身體每日需要量的植物性蛋白質。雖然是「不完全」的，但它們的價值並不遜於完全蛋白質，因為它們能互補配對組合成完全蛋白質。

建議純素飲食者和素食者應該食用各種富含蛋白質與強化食物（fortified foods），以確保他們每天都能從完全和不完全蛋白質的來源攝取到所有九種必需胺基酸（參見第128-129頁）。

蛋白質的攝取

科學家們一致認為，年齡、性別與身體活動量全都決定了蛋白質的攝取量。在英國，成人的蛋白質建議攝取量是每天每公斤體重0.75克。（活動量大的人應該將這個建議攝取量增加為1克）根據平均體重和活動量，每日攝取量應該是男性55克、女性45克。這相當於兩份手掌大小的肉類、魚、豆腐、堅果，或者是豆類。老年人需要的蛋白質比每日建議攝取量還要再多50%。因為隨著年齡增長，身體對蛋白質的利用效率會降低，增加蛋白質的攝取讓我們更有可能達到每日需要量。

我建議我的客戶在一天當中盡量多取得一些完全蛋白質來源，並且（或）注重不完全蛋白質來源的互補配對。

在選擇食用何種蛋白質時，確保你選擇的食物能盡可能地帶給你最佳全面性營養。並考慮還有哪些其他營養素會伴隨著你的蛋白質來源被一起攝入。

別擔心你得一口氣吃下所有東西——你的蛋白質攝取可以用一整天來累加。

什麼是脂肪？

脂肪是許多食物來源中所含的一種巨量營養素。脂肪的攝取對身體功能至關重要，包括大腦活動、荷爾蒙生成，以及身體對飲食中其他營養素的吸收。

————————

我們應該力求從脂肪中獲得三分之一的熱量。我們吃下的脂肪會被分解成三酸甘油酯（脂肪細胞與甘油〔一種葡萄糖〕的結合）在血液中移動，前往它們將被使用或儲存的地方。

膳食脂肪主要有兩種：飽和脂肪和不飽和脂肪。不飽和脂肪是單元不飽和或多元不飽和。大多數含脂肪食物的天然成分都混合有不同類型的脂肪，因此很難排除某種類型只選擇另一種脂肪。無論如何，我們應該盡量減少攝取飽和脂肪，並選擇更多的單元不飽和及多元不飽和脂肪。

避開人為添加的反式脂肪（參見第58-59頁），這是因為它與發炎反應、不健康的膽固醇濃度、動脈功能受損、胰島素抗性都有所關聯（參見第172頁）。

單元不飽和脂肪

這種類型的不飽和脂肪分子結構中，只含有一個雙鍵。單元不飽和脂肪與數種健康益處有關，包括降低像是心臟病和糖尿病等嚴重疾病的風險。

單元不飽和脂肪酸（MUFAs）在室溫下通常呈液態，在烹飪時相當穩定（參見第66-67頁）。最常見的單元不飽和脂肪酸，是大量存在於橄欖油中的油酸。酪梨、堅果、種子、菜籽油、魚油和堅果油，是這種健康脂肪的絕佳來源。

多元不飽和脂肪

這個類型的不飽和脂肪分子結構中，含有兩個或多個雙鍵。多元不飽和脂肪酸（PUFAs）存在於葵花籽、油性魚、核桃、亞麻籽，還有包括紅花油、葵花籽油和玉米油在內的植物油。

omega-3 和 omega-6 都屬於多元不飽和脂肪。omega-3 在荷爾蒙的生成、免疫系統、凝血，還有細胞生長方面都具有關鍵作用。研究顯示，攝取 omega-3 脂肪與降低包括神經退化性疾病、心臟病和糖尿病等健康狀況的發生機率有關。我們需要考慮增加對 omega-3 脂肪的攝取，因為這些脂肪的攝入量通常很少，其存在於較不常食用的食物中，例如油性魚、亞麻籽，或者是核桃。

飽和脂肪

飽和脂肪主要來自動物性來源，在室溫下呈固態。飽和脂肪在高溫下非常穩定，因此比較不會在烹飪過程中遭到破壞，這就是為什麼習慣上會使用奶油來烘焙蛋糕的原因。牛奶、起司、富含脂肪的肉類（比如說羊肉），加工肉品（香腸、漢堡肉，還有培根）、椰子油、蛋糕和餅乾，都是飽和脂肪的來源。

雖然飽和脂肪在營養中占有一定的比例，但飲食中太多的飽和脂肪與心臟病是有關聯的。在英國，我們還是攝取過多的飽和脂肪。我們從飽和脂肪攝取的熱量不應超過總攝取熱量的11%。

膽固醇

膽固醇是身體用來建構細胞的一種脂質（脂肪性物質）。部分膽固醇是由飲食中獲得，不過人體所需的大部分膽固醇是由肝臟製造而來。膽固醇會與蛋白質依附結合形成微小的球體（脂蛋白），隨著血液到達任何需要它們的地方。膽固醇有兩種 —— 高密度脂蛋白（HDL）和低密度脂蛋白（LDL）。

HDL

高密度脂蛋白（HDL）是好膽固醇。這些微粒所含的蛋白質比例高於膽固醇。它們能將低密度脂蛋白（LDL）膽固醇帶離動脈送往肝臟，藉此保護身體，同時它們也具有抗發炎特性。

LDL

低密度脂蛋白（LDL）是壞膽固醇。它們的蛋白質比例比膽固醇低。這類脂肪酸會將膽固醇帶往細胞。過多 LDL 是有害的，因為它會黏附在你的動脈內壁，形成脂肪物質堆積，限制血液流動，導致心臟病和中風。

運送至肝臟　　　　　　運送至肝臟　　　　　　運送至肝臟

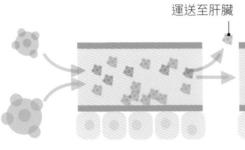
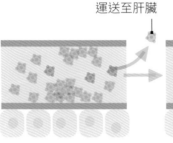
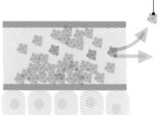

LDL 膽固醇黏附在管壁上，開始在動脈中堆積

LDL 的堆積隨時間增加

動脈粥狀硬化斑塊的堆積阻礙了保護性 HDL 前往肝臟的路徑

增加 HDL 同時減少 LDL

我們的目標是，HDL 膽固醇和 LDL 膽固醇間的比例是 HDL 膽固醇優先。要增加我們的 HDL 膽固醇並降低 LDL 是有方法可用的。非飲食的行動包括規律運動和戒菸。徹底規避反式脂肪攝取，並經常攝取下列食物。

紫色的水果和蔬菜含有豐富的花青素，有助於增加 HDL 膽固醇的濃度。

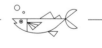

每週食用一到兩次油性魚，這將有助於增加 HDL 膽固醇濃度並對心臟健康有益。

橄欖油能增加健康者、老年人，還有那些 LDL 膽固醇高的人體內的 HDL 濃度。

全穀雜糧類與降低心臟病的風險有關。燕麥和大麥含有 β-葡聚醣，能降低 LDL 膽固醇。

堅果富含降低膽固醇的脂肪及纖維，還有與改善心臟健康有關的礦物質。

酪梨含有單元不飽和脂肪酸和纖維，兩者都能降低 LDL 膽固醇。

豆科植物，例如豆子、豌豆還有扁豆，都有助於降低 LDL 的濃度，同時也是很好的植物性蛋白質來源。

什麼是纖維？

纖維某種程度上是由長鏈的葡萄糖分子組成的（多醣，參見第12-13頁）。
小腸無法分解我們吃下的碳水化合物內所含的纖維成分。
讓纖維通過消化系統對健康非常有益。

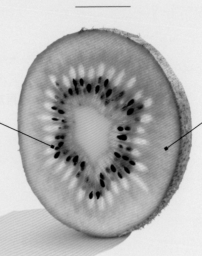

非水溶性纖維
存在於多種水果和蔬菜
的外皮與種子、堅果、
種子、全穀雜糧類、米
和小麥麩皮

水溶性纖維
存在於多種水果和蔬菜
的葉肉及果肉、穀類、
種子、豆科植物和豆類

一種食物中通常會包含
不同種類的纖維。

纖維能維持消化系統的健康與良好的工作狀態。纖維能減緩消化速度從而調節血糖濃度，同時能讓我們保持更長時間的飽足感，以減少體重增加的可能性。儘管攝取更多纖維對健康有益，但大多數人仍然沒有食用足夠的纖維。每日攝取量每增加8克，我們罹患第二型糖尿病的風險就能降低15%、心臟病的風險降低19%，而罹患大腸癌的風險降低80%。

水溶性纖維

這種類型的纖維會溶解在水裡形成一種膠狀物質，幫助軟化糞便。使糞便能輕鬆地通過腸道，預防便祕。水溶性纖維（例如燕麥中的）能減緩消化速度，有助於產生飽足感（參見第104頁）與調節血糖濃度。水溶性纖維還有另一個極大的益處：在小腸中，纖維的存在能減少血液中膽固醇的吸收，從而引發在血液中流動循環的LDL膽固醇（壞膽固醇，參見第17頁）濃度下降的連鎖反應。

非水溶性纖維

顧名思義，非水溶性纖維無法溶解在水裡，因此只能透過消化作用部分分解。它助於推動腸道蠕動，預防消化問題發生。攝取足夠多的非水溶性纖維能促進排便規律，還能幫助調節血糖濃度。

抗性澱粉

由高比例的β-葡聚醣單體聚合而成的碳水化合物（見右頁），例如纖維素，無法被小腸分解，因此被稱為抗性澱粉。它們進入大腸後，會在那裡被腸道菌發酵。

這個發酵過程會生成短鏈脂肪酸（SCFAs），從而刺激免疫系統，還會影響心理健康。

煮熟放涼的馬鈴薯和米飯含有抗性澱粉，大麥、燕麥等全穀雜糧類，還有高粱、青香蕉，以及豆子和豆科植物中，也都含有抗性澱粉。

納入足夠的纖維

我們的每日平均纖維攝取量是 18 克，而我們應該將目標訂在 30 克。每 100 克含有 6 克纖維的食物，被認為是高纖食品。

目標放在納入不同來源的混合纖維。為確保你能獲得足夠分量，應將大量的全穀雜糧類、蔬菜、水果、豆子、扁豆、堅果，還有種子包含進你的飲食中，以獲得盡可能廣泛的選擇。

食物中可能含有多種不同類型的纖維。例如，全穀雜糧類製品是非水溶性纖維和抗性澱粉很好的來源。飲食中納入來自全穀雜糧類的纖維，可能降低你發生心臟病、糖尿病，還有數種類型癌症的風險。

請注意，突然增加纖維可能會造成腹脹和拉肚子等情況。逐步增加纖維的攝取量，如果有必要的話，在醫師、營養師或營養學家的照護下進行。

煮熟放涼

放涼的熟白米飯、馬鈴薯、番薯或者是義大利麵，比趁熱食用能提供更多的抗性澱粉。 即使你稍後再加熱它們，抗性澱粉的含量（見左頁）仍會持續增加。所以，享用馬鈴薯、義大利麵和米飯沙拉時，可以多煮一些放冰箱冷藏，隔天再重新加熱當作午餐或晚餐。在儲存熟米飯時要注意，米飯中可能含有會導致食物中毒的細菌孢子。米飯被放置在室溫下時，這些孢子會大量繁殖，所以米飯在煮熟後一小時內，就應放涼並放冰箱冷藏，冷藏不要超過一天，食用前應重新加熱到滾燙。

澱粉和纖維

這兩者經常會被混淆，而且很容易發生，因為這兩者會同時包含在相同的食物中，而且都是由多醣聚合的碳水化合物。不過在澱粉中，葡萄糖單體（單醣，參見第 12 頁）的鏈條是由 α 鍵結連接在一起，α 鍵結可在小腸中被分解。在纖維中，葡萄糖單體是由無法被分解的 β 鍵結連接在一起。這些鏈條反而會在它們通過小腸時維持完整。

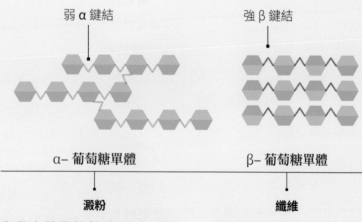

弱 α 鍵結　　　強 β 鍵結

α- 葡萄糖單體　　　β- 葡萄糖單體

澱粉

像是支鏈澱粉（存在於米、馬鈴薯、白麵包和義大利麵、小麥，以及大麥中）這樣的多醣是由 α- 葡萄糖單體組成的。當 α- 葡萄糖單體連結在一起時，鍵結的角度會使其形成支鏈和（或）螺旋狀的結構。這些鍵結可被消化系統中的酵素分解。

纖維

像是纖維素（存在於植物）這類的多醣是由 β- 葡萄糖單體組成的。當 β- 葡萄糖單元結合在一起時，形成的鍵結角度會構成堅固互連的穩定平行鏈條。小腸內沒有酵素能夠分解這些鍵結。

什麼是維生素？

維生素是我們為了確保最佳健康狀態、預防營養缺乏，而需要從飲食中獲取的營養素。在你的飲食中囊括各種色彩的蔬菜和水果，可以吸收到所有你需要的維生素。

————

我們的身體無法自行製造人體運作所需的微量營養素（參見第 10 頁），因此只能透過飲食來滿足這項需求。大多數飲食健康且均衡的人，都能輕鬆地獲得足夠的維生素。即使你可能不吃動物性製品，還是有方法能讓你預防可能發生的營養缺乏（參見第 130-131 頁）。

維生素可分為兩種主要類型，水溶性及脂溶性。

水溶性

水溶性維生素很容易經由體液（還有烹飪）流失，必須每天補充。

- **維生素 B** 在維持神經系統健康以及幫助

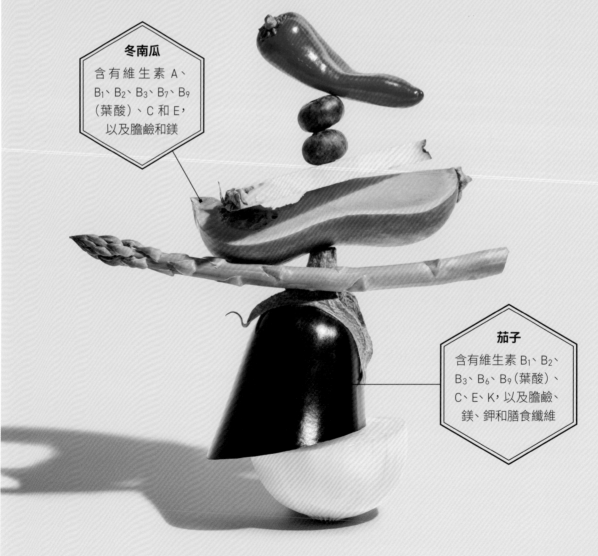

冬南瓜

含有維生素 A、B_1、B_2、B_3、B_7、B_9（葉酸）、C 和 E，以及膽鹼和鎂

茄子

含有維生素 B_1、B_2、B_3、B_6、B_9（葉酸）、C、E、K，以及膽鹼、鎂、鉀和膳食纖維

身體從我們所吃下的食物中釋放能量，均發揮著重要作用。葉酸（維生素 B_9）有助於胎兒的大腦及脊髓發育（參見第179頁）。

維生素 B 的來源有：

- B_1 豌豆、香蕉、堅果、全穀雜糧類
- B_2 奶、蛋、營養強化的穀物、蕈菇
- B_3 肉類、魚、小麥麵粉、蛋
- B_5 雞肉、牛肉、蛋、酪梨
- B_6 豬肉、大豆、花生、燕麥、香蕉、奶
- B_7 只需要微量，而且存在於許多食物來源，因此會出現在多樣且均衡的飲食中
- B_9 綠色葉菜、鷹嘴豆、毛豆、青花菜、肝臟、以及葉酸強化的食品
- B_{12} 僅存在於動物性產品，例如蛋、肉類、魚，或者是營養強化的植物性食品，像是某些營養酵母製品。如果你吃純素，我強烈建議你檢視一下自己的 B_{12} 攝取是否足夠。
- **維生素 C** 由於有助於康復，因此經常被譽為感冒和流感的良藥。它也能維持皮膚、血管和軟骨的健康，並參與生成能維持我們皮膚彈性與強韌的膠原蛋白。**來源**包括柳橙、辣椒、青花菜、香蕉。

脂溶性

脂溶性維生素容易累積在體內，因此並不需要每天從飲食中攝取。

- **維生素 A 和 E** 是強力抗氧化劑，有助於保護細胞不受自由基和老化的影響。維生素 A 有助於細胞更新和修復，但請注意，懷孕期間攝入過多的維生素 A 可能會傷害胎兒（參見第183頁）。維生素 E 能減輕皮膚老化的影響並降低罹患皮膚癌的風險。維生素 A 的**來源**包括胡蘿蔔和番薯。維生素 E 的**來源**包括杏仁和酪梨。
- **維生素 D**，通常被稱為陽光維生素，它的獨特之處在於它是一種我們照射陽光後能在自己體內生成的荷爾蒙。這代表如果有足夠的陽光曝曬，我們就不需要從飲食中獲取維生素 D。然而，由於防曬乳的使用和英國的缺乏日照，我們被建議要補充維生素 D（參見第138-139頁）。**飲食來源**包括蛋黃、紅肉、油性魚、營養強化食品。
- **維生素 K** 對傷口癒合很重要（我們需要它來凝血），而且有部分證據顯示維生素 K 與骨骼健康有關。**來源**包括綠色葉菜、部分穀物和植物油。

什麼是礦物質？

我們的身體需要某些礦物質才能正常運作。許多食物同時含有維生素和礦物質，
因此多樣化的飲食有助於滿足你的礦物質需求。

不像維生素是有機化合物（由植物或動物所製造），礦物質是來自土壤、岩石或水的無機化學元素。它們被生長中的植物從環境裡吸收，然後再被吃下植物的動物吸收。礦物質有很多種，每一種都有其益處。試著在你的日常飲食中定期攝入每一種類型。有些礦物質你需要的量會更多，例如鈣、氯化物、鎂、磷、鉀、鈉。其他的，像是碘、鐵、硒，還有鋅的需求則是微量。

- **鈣**是骨骼和牙齒不可或缺的成分，同時是神經系統、肌肉和心臟的關鍵營養素。**來源**包括乳品、優格、菠菜。

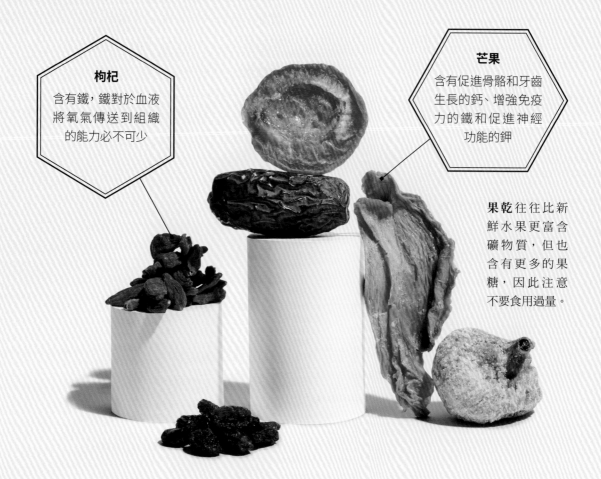

枸杞
含有鐵，鐵對於血液將氧氣傳送到組織的能力必不可少

芒果
含有促進骨骼和牙齒生長的鈣、增強免疫力的鐵和促進神經功能的鉀

果乾往往比新鮮水果更富含礦物質，但也含有更多的果糖，因此注意不要食用過量。

- **碘**缺乏影響了全球將近三分之一的人口。這種礦物質對正常甲狀腺功能和甲狀腺荷爾蒙的生成不可或缺，甲狀腺荷爾蒙參與體內許多過程，例如生長、大腦發育，還有維持骨骼健康。甲狀腺荷爾蒙也負責調節代謝率。**來源**包括魚、乳製品、蛋和海藻。

- **鐵**缺乏（缺鐵）是全球最常見的營養缺乏，也是唯一在已開發國家普遍存在的營養缺乏。超過30％的世界人口患有貧血。缺鐵會使血液攜帶氧氣的能力降低。鐵有許多益處，包括改善免疫與大腦功能。**來源**包括甲殼類、青花菜、紅肉和豆腐。

- **鎂**在超過600項細胞過程中發揮重要作用，包括能量生成、神經系統功能，還有肌肉收縮。**來源**包括酪梨、堅果和綠色葉菜。

- **錳**能協助生成並活化一部分體內負責進行像是食物分解等化學反應的酵素。**來源**包括麵包、堅果、早餐穀片、綠色蔬菜。

- **鉀**對血壓控制、體液平衡，以及肌肉與神經的功能十分重要。**來源**包括香蕉、菠菜、馬鈴薯，還有杏桃。

- **磷**能幫助身體建構強壯的骨骼，同時也能釋放食物中的能量。**來源**包括紅肉、乳製品、魚、家禽、燕麥、麵包。

- **硒**有助於免疫系統正常運作、預防細胞及組織的損傷，並促進生殖系統健康。**來源**包括巴西堅果、蛋、肉類、魚。

- **鋅**能支持免疫系統、荷爾蒙的生成，還有生育能力。它有助於減輕皮膚發炎並支持傷口的癒合，還能保護人們不受陽光中紫外線（UV）的傷害。**來源**包括甲殼類、紅肉、蛋、鷹嘴豆。

我該吃營養補充品嗎？

食物是身體獲得營養的最佳途徑，食物比藥丸更容易被人體吸收營養。營養補充品之間可能以相互影響的方式產生交互作用，或含有一種或多種相同的營養素，導致發生堆積而出現毒性。一般說來，比起脂溶性維生素，水溶性維生素比較不容易造成傷害，因為它們很容易隨著尿液排出體外，因此在體內堆積的機會較小。但是要謹慎。過多維生素 C 或鋅（一種水溶性礦物質），可能會導致反胃、腹瀉和胃痙攣。攝入過多硒，可能導致脫髮、胃腸不適、倦怠，還有輕度神經損傷。

由於服用營養補充品可能出現很嚴重的後果，而且多半所費不貲，除非醫療保健專業人員建議，否則不值得服用營養補充品。

有時候服用營養補充品有正當的理由，例如受孕前和懷孕期間（參見第 178-181 頁）。此外，缺乏鐵或維生素 B_{12} 可能導致貧血。如果你認為自己有營養缺乏，請向醫師諮詢。血液檢查能協助你診斷出營養缺乏，然後就能開立營養補充品幫忙矯正這些缺乏。

補充水分是營養的一部分嗎？

補充水分是營養當中極為重要的一環。水對身體所有的運作過程是不可或缺的。事實上，我們沒有食物比沒有水能存活得更久。

要找出一個不需要水的身體系統並不容易。水讓循環系統得以將必要的氧氣和營養素輸送到細胞。我們的腎臟需要水來過濾廢棄物（見右圖）。當我們太熱時，水經由流汗的方式幫助我們降溫。水會幫助消化系統發揮功能。這樣的例子不勝枚舉！

再講到大腦，大腦質量的75％是水，因此除了身體機能之外，補充水分也在調節情緒、生產力和專注力方面發揮關鍵作用。

你的身體每天要消耗掉大量的水。你需要喝下足夠的水來補充流失的水分，好讓身體能繼續正常運作，讓你感覺處於顛峰狀態。所以，多喝水吧！

每日目標

根據官方喝水建議，我們絕大多數人一天應該要喝1.5-2公升的水。標準的馬克杯或玻璃杯容量是200毫升，所以你一天需要喝下8-10杯。請記住，公共衛生標準是維持健康所需要的最低限度，所以將這個量當作你變動範圍的最低標。如果你每天的喝水量可以輕鬆地達到1.5公升，那就將目標訂為一天2公升。給自己準備一個無雙酚A（BPA）、可重複使用的水壺，將有助於你追蹤自

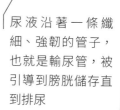

每顆腎臟每分鐘可過濾超過100毫升的血液。廢棄物和多餘的水分會跟有用的物質分開。

血液流入

血液流出

每顆腎臟有差不多1百萬個被稱為腎元的微型過濾單位

尿液沿著一條纖細、強韌的管子，也就是輸尿管，被引導到膀胱儲存直到排尿

腎元將有用的物質送回血液供應中

腎元製造尿液，尿液中混合了廢棄物質和多餘的水

輸尿管

己的水分攝取量。

兒童和嬰孩需要的水分比成人少。從六個月大開始喝水。對幼童來說，目標是一天6-8杯水。

根據你的生活方式來調整這些目標。如果你流很多汗（例如你活動量大），就需要頻繁地補充流失的水分。在天氣炎熱的假日出

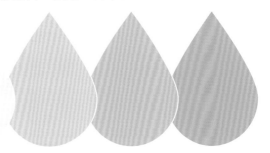

尿色檢驗

尿液的顏色應該相當清澈。顏色愈深黃，代表你脫水程度愈高，愈需要喝水替自己補充水分。

| 充分補充水分 | 喝得比足量多一點點 | 中等程度的脫水 | 非常脫水 | 嚴重脫水 |

腎臟

遊，你出的汗可能比平常多，因此需要增加你的飲水量。此外，如果你正在哺乳，也會需要額外補充大量的水分。隨著我們年齡的增長，補充水分依舊非常重要。老年人由於行動不便和記憶力衰退等因素，往往很難補充足夠的水分。值得注意的是，有這些狀況的人，透過日復一日飲用足夠的水會感覺愈來愈舒服。

該喝什麼

總液體攝取量中有20％是我們不需要去思考的，因為那來自我們吃下的食物。至於剩餘的攝取量，研究顯示許多人偏愛以含糖飲料、茶、咖啡和果汁的形式攝入液體。在一項調查中，有23％的回覆者宣稱他們會選擇氣泡飲料來為自己補充水分。儘管這些飲料能為你提供所需要的水分，但結果你也把咖啡因、糖，還有甜味劑（以及它們對健康的影響）加進了自己身體裡。補充水分最好的方法，就是喝單純的「水」。英國的自來水是安全可直接飲用的。

脫水的徵兆

脫水的徵兆包括口乾舌燥、尿液呈深黃色（見上圖），感到疲倦、口渴和頭暈目眩，以及一天排尿少於四次。研究顯示，脫水比例達到大約1％（等同於體重1％的水分流失）時，對人的心理和生理功能會造成負面影響，隨著脫水程度的增加，情況會變得更嚴重。

經常處於水分補充不足的情況往往會導致便祕。如果你發現自己經常便祕，試著增加你的液體攝入量（參見第155頁）。

計算你的水量需求

用以下計算方法幫助你算出每日水量需求。將你的排汗量加入做為調整的因子（根據你進行的活動量而定）。

舉例：你的體重是60公斤，
$60 \times 0.033 = $ **1.98公升**

膀胱

你的體重

✖ 0.033 ＝

每日
公升數

什麼是消化作用？

消化作用是我們的身體從攝取的食物中吸收所需營養素以維持生命的過程。
營養素會進入血流，被送往任何身體有需要的地方，而身體形成的廢物則被排出體外。

成人的消化系統大約有9公尺長，非常多消化作用是沿著這個長度完成的。消化系統的每個部分都發揮著重要作用。

嘴

食物進入口腔後，在我們咀嚼時被牙齒初步分解成小塊。唾液中的消化酵素開始對食物進行化學分解。食物團塊（咀嚼過的食物）被吞嚥進入食道。

食道

會厭位於喉部、舌頭後方，是一片扁平的軟骨，當被嚥下的食物通過、進入食道（食物管道）時會蓋在喉頭（氣管）上。食道是一條寬大的肌肉管道，從會厭延伸到胃。食道肌肉讓食物團塊沿著管道向下移動到胃。下食道括約肌是做為胃部門戶的環狀肌肉。如果下食道括約肌沒有正確閉合，就會發生胃食道逆流。

胃

胃會釋放消化酵素和酸分解進入的食物。腸道肌肉收縮來攪動食物，幫助化學物質分解食物，同時讓酸殺死其中的有害細菌。這個過程也會通知飽足感荷爾蒙，即瘦體素的釋放（參見第105頁）。（對應的飢餓荷爾蒙，即飢餓素，在空腹時由胃釋放，用來刺激飢餓感。）胃將食物轉化為食糜，食糜的濃稠度與湯類似，可以被小腸處理。

小腸

大部分營養素的吸收都是在這一段7公尺長的消化道中進行。小腸內壁覆有一層微小的絨毛和微絨毛，能透過被稱為擴散（參見第28-29頁）的過程吸收食糜中的營養素，並將營養素傳遞進入血流。

食物會在小腸停留2-6小時由消化酵素分解，以便讓擴散作用發生。這些酵素有一部分是由胰臟提供，胰臟也會在血糖因用餐而上升時釋放荷爾蒙，協助調節血糖濃度（參見第30-31頁）。膽囊也會分泌膽汁進入小腸，進一步幫助消化作用。

剩餘物質大多由水、細菌、來自腸壁的死細胞，還有無法消化的纖維組成。這些剩餘物質沿著小腸移動到迴盲瓣，也就是大腸的門戶。

大腸

大腸在完成消化工作並產生糞便這部分具關鍵作用。在大腸停留的12-30小時期間，一開始抵達的液態混合物因為水分慢慢地被大腸吸收，會被轉變成糞便。

居住在腸道中的無數微生物大部分都分布在大腸。這些腸道菌似乎在合成關鍵營

養素方面能發揮重大作用。它們還會與我們的免疫細胞溝通，並幫助預防發炎反應產生。腸道菌會使大腸中無法消化的纖維發酵，釋放極具價值的短鏈脂肪酸（參見第18頁）。這些細菌製造出的另一項產物是氣體（參見第154頁）。為我們的腸道菌供應不同種類的纖維做為養料來幫助消化過程，並支持有益的腸道菌（參見第48-51頁）。

直腸和肛門

消化作用的最終產物為半固態廢棄物，即糞便。糞便會被集中在直腸，直腸的位置在大腸最末端，就在出口處的兩條肛門括約肌正前方。肛門肌肉的收縮與放鬆會推動糞便通過括約肌，將其排出肛門外。

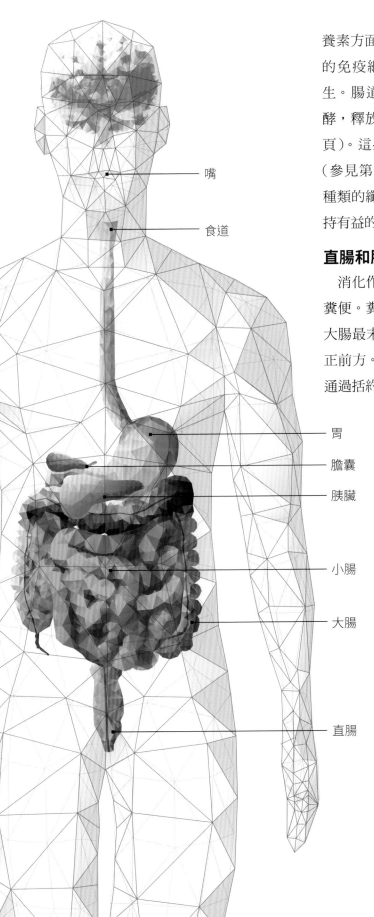

嘴

食道

胃

膽囊

胰臟

小腸

大腸

直腸

第一類：分開的硬塊

第二類：粗糙的香腸狀

第三類：帶有裂紋的香腸狀

第四類：光滑的香腸狀

第五類：柔軟黏稠的團狀

第六類：鬆散的碎塊

第七類：不成形的水狀

布里斯托糞便分類圖 這些準則能幫助你透過消化系統所產生糞便的形狀和質地，評估它的健康狀況。第一類和第二類代表便祕；第三、四、五類被認為是正常的糞便；第六和第七類表示腹瀉。

身體如何在消化過程中吸收營養素？

我們吃下的食物經由消化作用（參見第26頁）釋放出營養素後，營養素必須被轉移到血流中，才能夠為身體所用。這個轉移過程在胃、大腸及小腸進行。

———

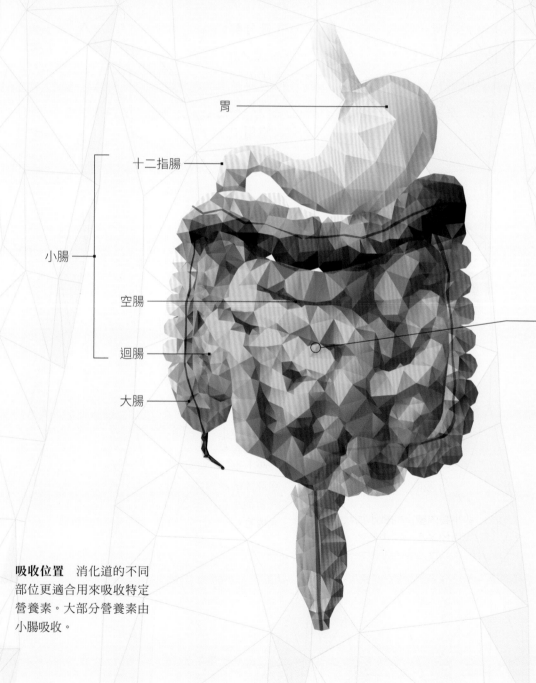

胃

十二指腸

小腸

空腸

迴腸

大腸

吸收位置 消化道的不同部位更適合用來吸收特定營養素。大部分營養素由小腸吸收。

營養素被身體吸收的過程稱為擴散。小腸內壁有許多叫做絨毛的微小突起。這些絨毛極大地增加了可用於吸收的表面積；小腸的平均表面積為250平方公尺！

絨毛本身的表面也覆蓋著被稱為微絨毛的微小突起，擴散便是由這些微絨毛負責。在小腸中被釋放出來的營養素，透過這些細微的突起進入絨毛。

每根絨毛都有一個由淋巴管（乳糜管）及微血管組成的微型網絡，基本上能將小腸與身體的循環系統和淋巴系統連接在一起。被分解成胺基酸的蛋白質和被分解成葡萄糖的碳水化合物透過絨毛進入血管。被分解成脂質的脂肪透過絨毛進入淋巴管。

接著，這些血管和淋巴管會將營養素運送到身體各部位，按需求使用或儲存起來備用。

胃
水、酒精
銅、氟化物
碘化物
鉬

十二指腸
鈣、生物素[1]、
銅、葉酸、鐵、
鎂、菸鹼酸、
磷、核黃素[2]、
硒、硫胺素[3]、
維生素 A、D、
E、K

空腸
脂質、單醣、
胺基酸、小分子
胜肽、生物素、
鈣、鉻、
葉酸、鐵、磷、
鎂、錳、鉬、
菸鹼酸、泛酸[4]、
核黃素、硫胺
素、維生素 A、
B_6、C、D、E、
K、鋅

迴腸
膽鹽、酸類、
葉酸、鎂、
維生素 B_{12}、C、
維生素 D、K

大腸
水、短鏈脂肪
酸、生物素、
鉀、鈉、
氯化物、
維生素 K

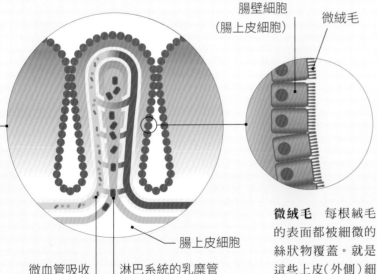

腸壁細胞
（腸上皮細胞）　微絨毛

腸上皮細胞

微血管吸收
胺基酸

淋巴系統的乳糜管
吸收脂質

微絨毛 每根絨毛的表面都被細微的絲狀物覆蓋。就是這些上皮（外側）細胞屏障的延伸將營養素從小腸吸收進入絨毛。

絨毛 這些小腸內壁上的微小指狀突起，極大增加了小腸的表面積。每根絨毛內容納了血管和淋巴管，將被絨毛吸收的營養素送往身體其他部位。

1 維生素 B 群之一，又稱維生素 H、維生素 B_7、輔酶（Coenzyme R）。——譯者注
2 維生素 B_2。——譯者注　3 維生素 B_1。——譯者注　4 維生素 B_5。——譯者注

什麼是代謝？

代謝是一個專有名詞，用來統稱身體為了維持生命而發生的每一個化學反應。
代謝與營養息息相關，因為我們吃下的食物能提供代謝所需的能量。

———————

平均說來，我們所攝入的能量有10％用在消化作用本身，20％用在身體活動，而高達70％則被器官和組織用來維持身體活力。體內從呼吸到思考的每個過程都會消耗能量。基礎代謝率（BMR）是指一個人在靜止不動時，用來維持生命所需要的熱量值。

身體如何代謝所攝入的能量，展現在「進食」與「禁食」兩種狀態的平衡上。

進食（吸收）狀態

在進食過程中或進食後，食物會被分解，葡萄糖（參見第12-13頁）會被釋放到血液中供細胞吸收，並做為燃料使用。當身體從食物中獲得的葡萄糖超過細胞的需要時，細胞便會停止吸收。隨之而來的血糖濃度升高，會觸發胰島素的釋放。胰島素會刺激肝臟和肌肉逆轉在禁食狀態（見次頁）下，將肝醣轉化為葡萄糖的過程（參見第110-111頁），轉而吸收血液中過剩的葡萄糖，將這些葡萄糖轉化為肝醣顆粒，並儲存起來備用。

胰島素也會觸發脂肪組織中的葡萄糖轉化成三酸甘油酯。飲食中過剩的脂肪酸也儲存在脂肪組織裡。

儲存多少能量部分取決於你的基礎代謝率，而基礎代謝率會受到像是遺傳、年齡、性別，還有身體組成等因素的影響。

簡單說來，要維持健康且穩定的體重，我們攝入身體的能量，必須與為維持生命所消耗的能量相匹配，另外再加上用於身體活動的能量。

如果我們攝入身體的能量總是比消耗掉的多，過剩的能量會以最有效率的脂肪形式被儲存起來。

胰臟細胞

胰島，也被稱為蘭氏小島，是分泌負責平衡代謝之荷爾蒙的一群細胞。
當身體在進食和禁食狀態間來回擺盪時，這些荷爾蒙能發揮平衡血糖濃度的作用。

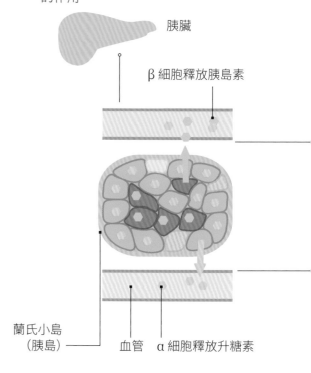

胰臟

β 細胞釋放胰島素

蘭氏小島
（胰島）

血管　α 細胞釋放升糖素

熱量是什麼？

卡路里（熱量）是大卡（千卡）的另一種說法，1卡等於讓1克水的溫度上升攝氏1度所需要的能量。

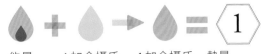

| 能量 | 1侖攝氏0度的水 | 1侖攝氏1度的水 | 熱量（4.18千焦） |

禁食（吸收後）狀態

血糖濃度會在進食後數小時回落，觸發胰臟釋放升糖素（見前頁）。這會刺激肝臟和脂肪組織代謝所儲存的肝醣，釋放葡萄糖進入血流中，供身體做為能量使用。

長時間禁食後，脂肪組織內儲存的脂肪會在肝臟中被分解成甘油和脂肪酸。酮體是這個反應的副產品（參見第170頁）。蛋白質只有在不得已的情況下，才會被用來當作燃料（參見第33頁）。

熱量是什麼？

熱量這個度量單位，是用來估算在我們所吃食物的化學鍵內儲存了多少能量。舊版的參考準則指出，男性每天需要2,500大卡來維持健康的體重，女性則需要2,000大卡。但這些數字應該根據像是年齡、體型以及身體活動量等因素進行調整。

你的身體可能無法獲得從食物中釋放的所有能量。例如，堅果這類富含纖維的食物要花費更多能量來消化，剩餘的能量才會被人體吸收。此外，即使食用相同分量的同一種食物，每個人所吸收到的營養素也不盡相同。腸道的健康狀況和長度，也會影響身體能從食物中吸收多少熱量。

重要的是要記住，熱量數值（即卡路里）不是一切！數字絕對不能決定你的健康狀況，或是你所攝取營養的品質。如果早餐、午餐和晚餐都吃一塊巧克力布朗尼，你可以達到身體理想的熱量攝取量，但這無法提供維持你健康快樂所需的巨量營養素、微量營養素以及纖維。

高血糖反應	為了應對高血糖濃度，胰臟中的 β 細胞會釋放荷爾蒙，也就是胰島素，進入血流中	胰島素的存在讓葡萄糖得以進入身體細胞內，供細胞做為能量使用	隨著血流裡的葡萄糖被消耗，血糖濃度開始下降，刺激胰臟中的 α 細胞釋放升糖素
	 β 細胞 α 細胞	 胰島素 升糖素	 血糖 血糖
低血糖反應	為了應對低濃度的血糖，胰臟中的 α 細胞會釋放荷爾蒙，即升糖素，進入血流中	升糖素透過刺激儲存在肝臟和肌肉裡的葡萄糖釋放來協助調節血糖	釋放出的葡萄糖進入血流，現在可以做為能量使用。隨之而來的血糖濃度上升最終會刺激胰臟 β 細胞釋放胰島素。

我是否有營養不良？

如果你能從飲食中獲得足夠營養，就不必擔心營養不良這個問題。遺憾地是，
事實並非如此，在英國，有大約三百萬人營養不良或正面臨營養不良的風險。

營養不良的社會原因，包括貧窮還有營養知識的匱乏。生理原因，則包括慢性或急性疾病。例如，估計65-75％的克隆氏症患者及高達62％的潰瘍性結腸炎患者是營養不良的（參見第164-165頁）。飲食失調可能也是營養不良的一個原因（參見210頁）。

營養不良在孩童和老年人最為常見，而女性受營養不良的影響比男性更大。因為女性的肌肉組織較小，她們每天的能量需求比男性少25％，但營養素的需求量是相等的，因此必須優先選擇營養豐富的食物，這些食物是很昂貴的。懷孕和哺乳也會讓營養素需求增加。

營養不良的徵兆

營養不良會為健康和生活品質帶來巨大影響。營養不良的徵兆包括：

- 發生疾病和感染的機率增加
- 傷口癒合速度變慢
- 跌倒的機率增加
- 情緒低落
- 精力下降
- 肌力和肌肉量減少（見對頁）
- 生活品質下降
- 進行日常活動的獨立性和能力下降
- 缺乏多種重要的微量營養素（參見第20-23頁）。

如果你擔心自己或家人有營養不良的疑慮，請向家庭醫師諮詢。

兒童時期的營養不良

在通報的兒童營養不良案例中，患有疾病的兒童通常占有很大的比例。食物不耐症（food intolerances）或過敏，可能會阻礙兒童獲得足夠的營養。此外，幼兒的胃很小，這表示他們需要比成人更頻繁的進食，才能攝取到一天所需的營養素。對父母來說，這可能很難兼顧，從而導致營養不良。如果兒童成長或體重增加不如預期，是需要留意的關鍵徵兆。

在與孩童討論健康體重時，措詞要很小心。即使是為兒童量體重，都有可能和他們未來的飲食失調有所關聯。

辨識營養不良

許多人錯誤地認為，只有吃得太少才會導致營養不良。事實上，「營養不良」是指體內任何能量與營養素的嚴重不平衡狀態。這個定義可以用來描述各種營養不良的情況。最明顯的，就是身體可能缺乏某些健康運行所需的營養素。相反的情況則是，能量攝入（食物）超過能量消耗（身體活動）。在肇因於肥胖症的營養不良病例中，其飲食多為大量精製碳水化合物、零食點心、糖、垃圾食品，以及高度加工食品，以致維持良好健康所需的微量營養

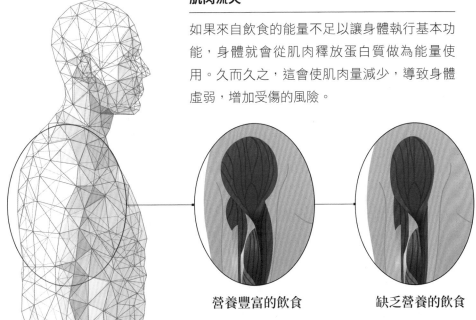

肌肉流失

如果來自飲食的能量不足以讓身體執行基本功能，身體就會從肌肉釋放蛋白質做為能量使用。久而久之，這會使肌肉量減少，導致身體虛弱，增加受傷的風險。

營養豐富的飲食　　　缺乏營養的飲食

素供應不足。營養不足和營養過剩，都是營養不良的表現形式，兩者都會對健康造成損害。

根據世界衛生組織（WHO）的統計，有十九億成年人體重過重或肥胖，而有四百六十二萬人則是體重不足。

對身體的影響

發生營養不良時，更容易出現維生素和礦物質的缺乏，這會對許多身體過程產生負面影響。最終可能會影響一個人進行日常工作的能力。

在極度進食不足的案例中，一旦身體的肝醣儲存（參見第110頁）耗盡，便會轉向儲存的脂肪及蛋白質做為能量的來源。脂肪儲存減少可能導致荷爾蒙紊亂。女性可能會停經，男性則可能發生晨間勃起消失的狀況。一旦脂肪儲存耗盡，將蛋白質分解成胺基酸來做為能量，是身體最後的手段。這會導致肌肉流失（見上文）。隨著時間過去，個別器官的質量也會慢慢耗竭而影響其功能。

兒童時期的營養不良會導致發育遲緩、心智發展不全、出現妨礙生活的行為異常，甚至發生危及生命的病症。

晚年的營養不良

據估計，英國有一百三十萬超過六十五歲的人，正苦於營養不良或有營養不良的風險。

在許多情況下，總體能量攝入是足夠的，但飲食中含有太多的脂肪、糖和鹽，而水果、蔬菜和油性魚類等的攝取不夠。這可能肇因於根深柢固的生活習慣、烹飪能力下降，或對食物愈來愈挑剔；老年人因老化經常有嗅覺和味覺喪失的狀況，而這會使食欲減退。記憶喪失或失智等心理因素，也會導致能量攝入減少。腸胃道健康的衰退，代表吸收的營養素減少。其他身體問題，例如吞嚥困難（與吞嚥相關的問題），也會限制能量的攝入。

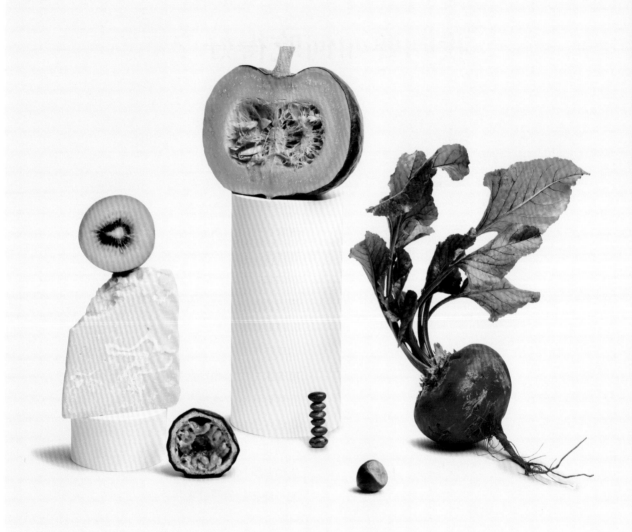

我們要如何吃得好？

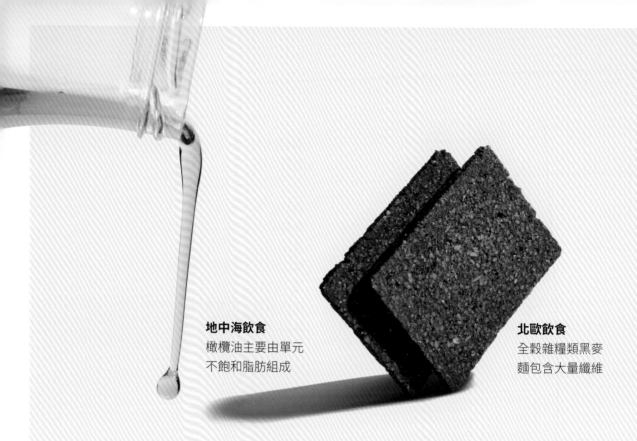

地中海飲食
橄欖油主要由單元
不飽和脂肪組成

北歐飲食
全穀雜糧類黑麥
麵包含大量纖維

我能從地中海飲食、北歐飲食，
還有日式飲食中學到什麼？

非傳染性疾病已成為全球的死亡主因。但在世界上某些地區，
人們似乎能活得更長壽、更健康，這可能與他們的飲食方式有部分關係。

當世界衛生組織認證，義大利南部和希臘等橄欖種植地區的傳統飲食方式與老年人慢性病發生率低可能有所關聯時，**地中海**飲食的概念就此誕生。核心重點是新鮮當季的農產品、植物性飲食，以及健康的不飽和脂肪，尤其是橄欖油。蔬菜、豆科植物（豆子和扁豆）、全穀雜糧類和堅果，是飲食的主要部分，來自油性魚類和家禽的適量動物性蛋白質，而紅肉、蛋、優格與起司的攝取量很低。

北歐飲食的發展，是為了因應不斷攀升的肥胖症發生率，並鼓勵當地人們食用本地生產、永續的食品。大部分熱量來自植物性食物，讓北歐飲食富含纖維。海魚和湖魚，以及精瘦的野味是主要的蛋白質來源，同時使用富含大量更健康單元不飽和脂肪的菜籽油做菜。

日本是全球預期壽命最高、肥胖率最低的國家之一。日本的飲食通常強調食用植物性的葉菜類、豆腐和味噌等大豆製食品，還有米飯和麵等穀類，搭配來自魚和豬肉的動物性蛋白質。沖繩縣尤其以當地

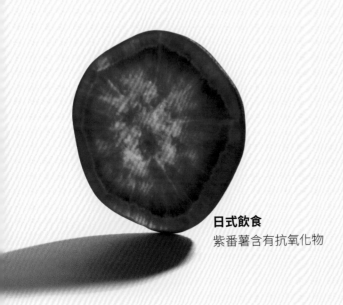

日式飲食
紫番薯含有抗氧化物

益壽的番薯

位於日本本土南方的沖繩擁有全球最長的預期壽命，2019 年時，據報導每十萬居民中就有六十八位百歲人瑞。

儘管遺傳、社會習慣，還有運動等因素都發揮一定作用，不過沖繩島的傳統飲食主要是依賴紫番薯。紫番薯富含纖維，也是維生素 A、C 和鉀等營養素的來源，同時還含有抗氧化物花青素，多項研究顯示，花青素有助於預防包括心血管疾病在內的病症發生。據說沖繩人每天還會食用十八種不同的食物，其中包括七種蔬菜和水果。

人的長壽而聞名；沖繩的傳統飲食大體與整體日本飲食十分相似，不過主食是高纖維的根莖類蔬菜而非米飯，魚和豬肉的食用量非常少，而且飲食中沒有牛肉、蛋或乳製品。

這些飲食健康嗎？

心臟健康：多項證據顯示，地中海飲食能降低罹患心血管疾病（CVD）的風險，心血管疾病即影響心臟或血管的疾病。一項具有里程碑意義的研究發現，採行地中海飲食五年後，不僅心臟病發作和中風的次數下降，因心血管疾病死亡的整體案例也有所減少。研究顯示，北歐飲食與降低包括高血壓在內的 CVD 主要風險因子有關。比起其他已開發國家，日本的 CVD 發生率較低；這可能是因為大量攝取以大豆為原料的食物和油性魚類能增加「好」的 HDL

（高密度脂蛋白）膽固醇，這有助於清理血液中其他種類的膽固醇。

癌症與糖尿病：研究顯示，長期嚴格遵行地中海飲食可能會降低多種癌症（包括乳癌、攝護腺癌及大腸癌）的發病機率。上述作法也與改善血糖的控制有關，有助於控制第二型糖尿病。嚴格的北歐飲食與降低第二型糖尿病發生風險有關，不過還需要進一步的研究。

認知健康：日本的老化及老年相關疾病的發病率極低，不過研究尚未確認日式飲食在這方面有何確切作用。大多數的證據都集中在地中海飲食，已知地中海飲食與減緩記憶衰退和認知能力有關；高濃度的植物抗氧化物能減輕與阿茲海默症等疾病相關的發炎反應。請參閱第38-39頁，瞭解如何將這些飲食應用在你的日常飲食中。

我要如何吃得更接近地中海飲食、北歐飲食，或是日式飲食？

根據我們的個人喜好和預算做出小而持續的改變，
往往是讓自己吃得更健康最有效的方式。那麼，我們該如何將地中海飲食、
北歐飲食，以及日式飲食的關鍵特色運用到飲食中呢？

─────────

我需要吃番薯嗎？

食用紫番薯（或是像海藻、苦瓜等也是日式飲食特色的食物）能帶來正面的營養益處；不過，最好將它們當作多樣化飲食的一部分來食用。此外，這一類的食物可能需要進口，這會使它們的價格和環境足跡（environmental footprint）增加。你可以在本地生產的食物中，找到具有與紫番薯類似營養效益的品項。例如，莓果和高麗菜含大量纖維，而紫甘藍、藍莓和黑莓是更容易取得且是永續的花青素來源。

菜籽油比較健康還是橄欖油？

因為地中海飲食經過充分研究的關係，使得橄欖油比菜籽油享有更高的聲譽。然而，這兩種油都含有已知有益心臟健康和膽固醇的單元不飽和脂肪酸。菜籽油的飽和脂肪含量較少，而且含有對大腦、心臟，以及關節功能有幫助的 omega-3、6 和 9，而橄欖油，尤其是特級初榨橄欖油，則富含多酚類的抗氧化物。菜籽油在高溫下仍能維持它的抗氧化物特性和中性的氣味。這兩種油的熱量都很高：橄欖油的熱量是每湯匙約 120 卡。

我該吃更多堅果和種子嗎？

堅果和種子是地中海飲食和北歐飲食的特色；它們富含單元不飽和脂肪及蛋白質，而且是纖維和維生素的來源，這讓它們成為健康且均衡飲食裡極具營養的添加物。它們的營養成分各不相同；舉例來說，胡桃富含維生素 B 群、杏仁富含鈣，而巴西堅果、夏威夷火山豆和腰果的飽和脂肪含量稍微高一些。整體來說，它們是健康的零食，或者可以用來撒在早餐穀片或沙拉及蔬菜上。但是，由於堅果和種子天然的高脂肪含量，手掌大小的分量就是一份。如果可能，選擇生的和未加鹽的種類。

維持多樣化

雖然有證據顯示某些飲食方式對健康更具保護作用，但還不清楚這種保護作用是來自飲食中的特定成分，還是整體飲食所致。這意味著不存在「完美」飲食；健康食物的多樣性和均衡可能更重要。

這些飲食的共通性

以各種不同蔬菜做為飲食的主要內容，
是這三種飲食法的基礎，而其他種類的
食物在至少兩種飲食法中很常見。

蔬菜和水果

全穀類

豆科植物
及豆類

瘦的和油性魚

瘦肉和家禽

健康油脂

地中海飲食

最常食用
蔬菜；豆科植物和豆類（包
括鷹嘴豆、芸豆、蠶豆，還
有扁豆）；全穀雜糧類（包括
全麥義大利麵）；堅果和種子

適量食用
魚類（尤其是油性魚）；家
禽；橄欖油；優格、起司；
水果

少量食用
瘦的紅肉；加工肉品

主要特色
橄欖油（品質最好的是特級
初榨橄欖油）

注意重點
地中海飲食很容易遵循，而
這些食物的組合已被證實對
健康有益。

北歐飲食

最常食用
當地蔬菜，尤其是高麗菜、
豌豆和根莖類蔬菜；當地水
果和莓果；全穀雜糧類（黑
麥麵包、燕麥和大麥）；堅
果和種子

適量食用
包括油性魚類在內的海魚 /
湖魚（鯡魚、鯖魚、鮭魚）；
低脂乳製品食品；菜籽油

少量食用
瘦的紅肉 / 野味；家禽；蛋；
起司

主要特色
菜籽油（冷壓的品質最好）

注意重點
一些根莖類蔬菜，像是馬鈴
薯、蕪菁，還有歐洲防風草
富含高澱粉含量的碳水化合
物（參見第12-13頁）。

日式飲食（沖繩）

最常食用
當地蔬菜（包括紫番薯和番
薯、稜角絲瓜、苦瓜、高麗
菜、海藻、竹筍）

適量食用
米飯；麵；大豆製成的食品
（包括豆腐和味噌）

少量食用
魚和海鮮；豬肉

主要特色
紫番薯

注意重點
日式飲食高纖維、低蛋白
質；傳統版本的日式飲食會
限制水果和蛋等食物的食用。

健康飲食的原則是什麼？

關於如何吃得健康的方式有如此多的資訊和理論，我們很容易因此陷入困惑和挫敗中。但原則很簡單，那就是餐盤裡均衡的食物與多樣性。

———

實現健康、均衡的飲食並不是只有單一種方法；它必須反映你身體的能量需求，還有你的生活方式、信仰與個人偏好。「均衡餐盤」（balanced plate）的概念，對我們在用餐時應該盡量攝取的食物種類和比例是有幫助的指南；將它運用在購物、烹飪或外出用餐上，可協助你吃下多樣、營養豐富的食物類別。

不需要每餐都達到列示在此處的食物種類平衡；只要在一天或一週的飲食中達到平衡目標就可以。五種重要的食物類別中，一個健康成年人的飲食應該包括碳水化合物、蛋白質和脂肪。補充水分也很重要，有助於你吸收營養素和有飽足感。

均衡的餐盤上有些什麼？

- **高澱粉含量的碳水化合物**，像是米飯、義大利麵、馬鈴薯、斯佩爾特小麥，以及大麥，應該是一餐膳食的基礎，約占你每日攝取量的三分之一。盡可能選擇高纖維的全穀雜糧類食物，減少或不含鹽或糖。

- **蔬菜和水果**也一樣重要，甚至更重要；

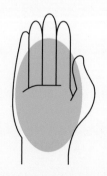
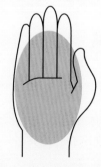

一天的良好飲食

———

嘗試每天從這些組合中選出一系列食物食用，只能偶爾食用少量含高脂肪、高糖或高鹽的食物。這裡顯示的份數是根據一般女性的手掌大小而定，因此可能會有所變化；以你的手做為大略的依據。

5份以上
水果和蔬菜

1份

= 1把 /80克 / 甜點匙滿匙3-4匙的熟菠菜 / 四季豆

= 1個中等大小的番茄

= 1中等大小的蘋果 / 柳橙 / 香蕉

= 150毫升水果汁（每天的最大限額）

3-4份
高澱粉含量的碳水化合物

1份

= 2把乾的米 / 義大利麵 / 庫斯庫斯（少於4份）

= 1個拳頭大小的烤馬鈴薯

= 2片麵包

將目標訂在每天食用至少五份蔬菜水果，並盡可能超過這個數量。盡量多攝取不同保存方式的蔬菜水果，不論是新鮮的、冷凍的、乾燥的，或是罐裝的（不含鹽或糖的水浸罐頭或果汁）。飲食中提高蔬菜和水果的比例，並定期改變你的飲食組合。

6–8
杯

液體／日

最好是水或無糖飲料；茶和咖啡也算

- **富含蛋白質**的食物包括豆類（例如芸豆、扁豆和鷹嘴豆）、藜麥、豆腐與天貝等大豆製品、堅果、蛋、魚和肉類。最好限制紅肉和加工肉品的攝取量（參見第68-69頁）。
- **乳製品**是包括鈣和磷在內許多營養素的優質來源；乳製品包括硬質和軟質起司、優格，還有產自乳牛的牛奶。

- **不飽和油脂和脂肪**，例如橄欖油或菜籽油，應少量用於烹飪，或用來增添風味。

素食者和純素飲食者

主要的飲食原則同樣適用，但食用範圍廣泛、種類多樣的蛋白質來源更加重要，因為大多數的植物性蛋白是不完全蛋白質，這表示它們缺少某些必需胺基酸（參見第128-129頁）。

選擇無糖並添加鈣強化營養的乳製品替代品，例如大豆飲品，再加上其他的健康omega-3脂肪酸來源，例如核桃和亞麻籽粉。純素飲食者仍然需要補充某些營養素，像是維生素D、B_{12}和鐵（參見第130-131頁）。

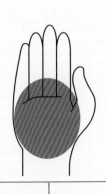
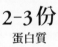
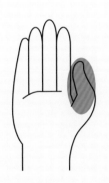
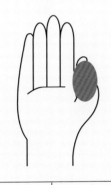

2-3份
蛋白質

1份

＝半把鮭魚／雞肉／牛排

＝120克熟的豆子／扁豆

＝20克／手掌大小分量的堅果或種子

＝80克豆腐

2-3份
乳製品與其替代品

1份

＝30克／2塊拇指大小的起司

＝200毫升半脫脂牛奶或無糖的乳製品替代品（淋在早餐穀片上125毫升）

＝120克低脂優格

<1份
少量脂肪

1份

＝1甜點匙（10毫升），用來煮一頓飯

我該少吃肉多吃魚嗎？

英國的成年人選擇肉類而非魚類做為蛋白質的主要來源，
而大部分美國人吃的魚少於建議量。不過，在你的飲食中加進更多魚類相當值得，
因為無論是新鮮的、罐裝的或冷凍的，魚都能帶來許多益處。

———

魚類和甲殼類是大量蛋白質的來源，脂肪含量低於許多肉類，每100克的魚和甲殼類通常能提供15-20克蛋白質，大概是許多成年人每日建議攝取量的三分之一。

食用魚類，尤其像沙丁魚、鮭魚、鱒魚還有鯖魚等油性魚類，也是獲得大量有益omega-3多元不飽和脂肪酸EPA（二十碳五烯酸）和DHA（二十二碳六烯酸）的好方法。油性魚類比白肉魚和甲殼類（有些含有少量omega-3）含有更多脂肪，不過大部分是健康的多元不飽和脂肪。EPA和DHA與改善心血管與認知健康有關；舉例來說，研究顯示食用油性魚類的人有更多的灰質，即大腦與記憶相關的主要功能性組織。

許多人並未食用足夠的omega-3，而我們只能由飲食中獲得omega-3。有些油性魚類也是維生素D（參見第138-139頁）的少數飲食來源之一。像地中海飲食這類定期食用魚類的飲食模式，通常與出現體重過重和肥胖機率較低相關。在美國一項針

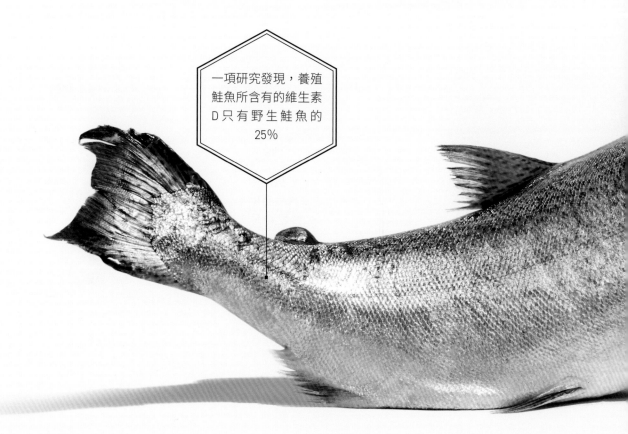

一項研究發現，養殖鮭魚所含有的維生素D只有野生鮭魚的25%

對超過四萬名男性的研究中發現,那些每週食用任何魚類超過一份的人,罹患心臟病的風險降低了15%。英國健康指南建議,每週至少食用兩份魚,其中一份是油性魚類(但男孩一週食用不超過四份油性魚類,或者女孩與孕婦、哺乳或計畫懷孕的女性一週食用不超過兩份油性魚類)。上述人群也被建議不要經常食用某些海鮮,包括多寶魚和麵包蟹,因為有攝入汙染物的風險。

購買與烹飪

與魚類加工製品不同,冷凍和罐裝的魚及海鮮和新鮮的一樣有營養。選擇水煮魚罐頭;鹽漬的鹽水含有大量的鹽,而omega-3可能會滲進油漬罐頭的油裡。魚會吸收烹調時使用的油脂,尤其是瘦肉種類的魚。高溫烹調的方法,即烘烤、燒烤,會讓omega-3分解,蒸煮有助於保留營養成分。永續性也是需要考慮的問題(參見第124-127頁)。

那營養補充品呢?

魚油雖然無法替代均衡飲食中的魚類,但對於不吃魚的人而言是有益的。不過,魚油中可能含有重金屬,而因為魚透過吃下藻類取得omega-3,更好的方式可能是選擇補充海藻油。磷蝦油是從甲殼類萃取的,富含EPA和DHA。魚肝油含有大量的維生素A;這在懷孕期間可能會造成傷害,同時研究顯示,長期服用魚肝油可能會使骨骼脆弱。

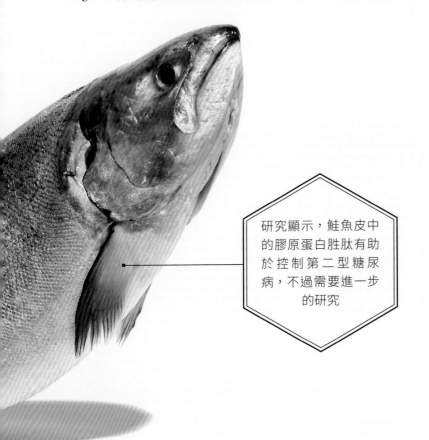

研究顯示,鮭魚皮中的膠原蛋白胜肽有助於控制第二型糖尿病,不過需要進一步的研究

一份有多少?

一份魚的分量會隨年齡改變而不同。

18個月到3歲
1-3湯匙

4-6歲
2-4湯匙

7-11歲
3-5湯匙

12歲以上及成人
140克

為什麼豆科植物和豆類 對人體如此有益？

豆科植物和豆類能給味覺帶來不同的風味，又能提供身體各種不同的營養。
它們富含微量營養素和纖維，尤其豆類提供了一種經濟實惠的方式，
能讓你在飲食中加入非肉類的蛋白質。

───────

豆科植物，指的是來自豆科任何一種植物的葉、莖、豆莢或種子。我們通常食用豆莢（例如四季豆和甜豆），或者是豆莢中的豆子（像是豌豆和蠶豆那樣新鮮的，或者是乾的，例如「豆類」）。上述兩者的飽和脂肪含量都很低，而且含有重要的營養素。

有力證據顯示，豆子和扁豆可降低心血管疾病、肥胖症、糖尿病，以及癌症發生風險。它們含有豐富的益生元（參見第52-53頁），以及纖維（參見第18-19頁）。臨床試驗顯示，每天食用25-29克纖維的人健康狀況會有所改善。

豆類

豆科植物的種子乾燥後被稱為豆類。豆類包括扁豆、鷹嘴豆、博羅特豆、大豆和芸豆。這些飽滿的種子中，含有數量不等、組成蛋白質的必需胺基酸。一份100克的紅扁豆、鷹嘴豆或是芸豆能提供7.5-8.5克蛋白質，這足以滿足你日常所需的一大部分（參見第14-15頁）。你可以藉著從豆子而非肉類中獲得更多蛋白質而省下大筆金錢，同時還能在飲食中增加大量極具價值的纖維。由於是高澱粉含量的碳水化合物（參見第12-13頁），每100克豆類通常含有8克左右的纖維，那幾乎是你每日需要量的三分之一。

豆科植物

食用四季豆等豆科植物蔬菜也很重要，因為它們含有其他重要營養素。有非常多的研究表示，我們應該在飲食中納入更多的豆科植物蔬菜。規劃在你的飲食中納入更多的四季豆、紅花菜豆，還有大豆。

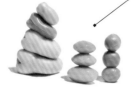

豆科植物
含有蛋白質、纖維、葉酸、磷、鐵，還有單元不飽和及多元不飽和脂肪酸

豆類
含有存在於肉類和魚類中的營養素，例如鋅，除此之外還含有存在於蔬菜的營養素，例如鉀和葉酸

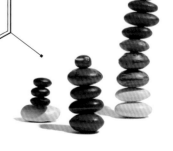

有益心臟健康　研究顯示，每週食用大概四次的豆科植物，可降低14%罹患冠狀動脈疾病的風險。將紅肉替換成植物性蛋白質，能讓血液中膽固醇、三酸甘油酯等風險因子減少，還能降低血壓。

為什麼全穀雜糧類對你如此有益？

全球各地的人們食用大量的穀類作物，例如大麥、燕麥、米和小麥。我們食用的是這些作物的種子，也就是穀粒。全穀雜糧類指的是未精製、保留完整營養的穀物。

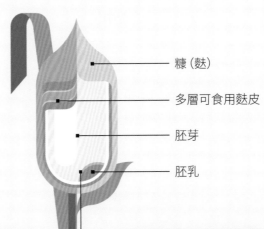

- 糠（麩）
- 多層可食用麩皮
- 胚芽
- 胚乳

當穀物經過加工，精製的碳水化合物去除了糠（麩）和胚芽，得到用來製作白麵包、鬆軟蛋糕，或用來製作白米和白義大利麵的淺色麵粉。然而，糠（麩）和胚芽是纖維和營養素的重要來源。儘管精製碳水化合物能提供能量（參見第12頁），全穀雜糧類的營養價值卻高出75％。

全穀類能提供纖維、維生素 B 群、omega-3脂肪酸、蛋白質，以及許多抗氧化物、微量營養素和植化素。經常食用全穀雜糧類可促進腸道和心臟健康，以及預防癌症、糖尿病及肥胖症。調查顯示，有95％的成年人食用的全穀雜糧類不足，而幾乎有三分之一的成年人根本沒有食用全穀雜糧類。

全穀雜糧類
包括野米和糙米、去殼燕麥和黑麥、藜麥、玉米、翡麥、莧菜籽、高粱，還有畫眉草籽

使用更多全穀雜糧類

在很多時候，你可以將精製穀物產品換成全穀雜糧類，意即用全麥麵包代替白麵包，或者用糙米代替白米。嘗試用新的全穀物，例如蕎麥、斯佩爾特小麥或者是粗大麥搭配咖哩食用。

舉例來說，去殼燕麥粒的營養也非常豐富。試著更常用麥片粥當成早餐，並選擇燕麥棒做為零食。

不時嘗試新的全穀雜糧類，思考如何將更多種類的全穀雜糧類加進你的烹飪菜譜中。有些全穀物的味道比較甜，例如法羅麥。有些全穀物是主菜的絕佳配菜，比如說藜麥或布格麥。社群媒體中有很多非常棒的建議和發想，能為你開始嘗試新口味提供助力。

我該更常從採買食材開始做飯嗎？

用新鮮的、罐裝的或冷凍的食材煮一頓飯似乎是一件苦差事，
尤其是在生活已經忙碌不堪的時候。這些額外花費的時間和精力是否值得？
而且是否像許多人以為的，實際上更為昂貴嗎？

———

自己準備和烹飪會對健康帶來真正益處，因為你可以控制膳食中糖、脂肪和鹽的分量（參見第64頁、第66頁和第70頁）。許多經過高度加工的食物，尤其是現成的預製餐點或外賣食品，會為了調味和保鮮而加更多的鹽，而且在烹製時會用相當大量的油或奶油，更不用說為了引誘我們吃更多而加入的糖（參見第58-59頁）。自己下廚也代表著你能選擇更為營養密度高的食材。舉例來說，嘗試用全穀雜糧類代替精製碳水化合物，比如用糙米而非白米，或者用全麥義大利麵或庫斯庫斯（couscous，北非小米、粗蒸燕麥；參見第12-13頁）。

你要如何烹煮食物

馬鈴薯是鉀、維生素 B₆ 和維生素 C 等微量營養素的豐富來源。和其他食材一樣，你準備和烹煮馬鈴薯的方式會大幅改變它們的營養成分（以每100克的含量顯示），同時影響營養素的流失。

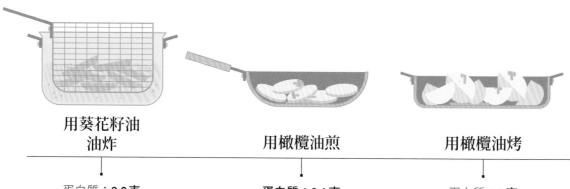

用葵花籽油油炸	用橄欖油煎	用橄欖油烤
蛋白質：**3.2克**	蛋白質：**2.6克**	蛋白質：**3克**
碳水化合物：**36.6克**	碳水化合物：**23.3克**	碳水化合物：**26克**
脂肪：**14.5克**	脂肪：**7克**	脂肪：**4.5克**
油脂在油炸過程中會滲透進入馬鈴薯肉裡；油炸馬鈴薯的熱量是水煮或烤馬鈴薯的二到三倍。	快炒對蛋白質或礦物質含量影響很小、能保留維生素C，而且還能透過形成抗性澱粉增加纖維。	這種香氣十足的料理方法能提供比其他方法更多的熱量，不過要比油炸健康。

家庭烹飪與健康

大量研究支持從採買食材開始到完成料理,好好地吃一頓飯所帶來的益處。一項2017年的研究發現,與那些每週食用自家烹煮飯食不到三次的人相比,一週吃超過五次自製飯食的人,身體質量指數(BMI)超重的機率降低28%。他們也會食用更多的水果和蔬菜。研究也顯示,烹飪有助於提高自尊及情緒,儘管在分別進行的研究中有許多因素要考慮。製作餐點可以透過提供自主感與自信,還有社交及建立人際關係的機會,解決不同方面的心理健康問題。

高成本效益的烹飪

使用肉類和魚類等新鮮食材烹飪,仍然會比購買預製和外賣餐點便宜。只要記住這些簡單的竅門:

- 減少肉類的使用,用富含蛋白質的罐頭豆類、全麥義大利麵和糙米,來增加燉菜、湯和咖哩的分量。

- 將你平常所吃分量的肉分成兩餐食用;舉例來說,你可以在剁肉時加進磨碎的胡蘿蔔、櫛瓜,或是切碎的蘑菇。散裝零售的蔬菜通常比較便宜。

- 將鮮魚換成較便宜的冷凍魚或魚罐頭,最好是浸泡在淡水中的。冷凍魚含有的營養素和鮮魚一樣,甚至更多。這一點對許多其他食材來說也是如此。

- 與朋友一起購物,分享大批採購的折扣和即期品特價優惠。將大包裝的肉類或魚類分裝成一份一份,把那些在保存期限到期前不會烹煮的冷凍起來。

- 購物前先列出食材清單,並檢查你的櫃子裡已經有哪些食材。

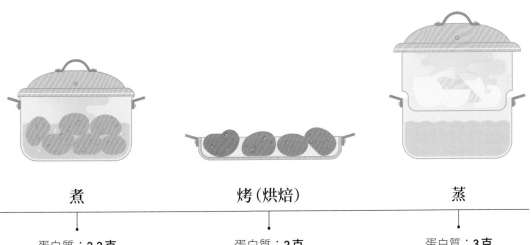

煮	烤(烘焙)	蒸
蛋白質:2.2克	蛋白質:2克	蛋白質:3克
碳水化合物:20.4克	碳水化合物:21克	碳水化合物:26克
脂肪:0.1克	脂肪:0.1克	脂肪:0.1克
將馬鈴薯連皮水煮,會大幅減少像是維生素 B₆ 和 B₁₂ 等水溶性微量營養素流失至烹煮的水中。	烤馬鈴薯實際上是無油的,而且帶皮烘烤是保留營養素最好的方法之一。	清蒸能保留最多的營養素;對富含水溶性維生素 C 的新採收馬鈴薯特別有用。

什麼是良好的腸道健康，為什麼這很重要？

健康的腸道不僅是良好消化作用的必要條件，科學家正在發掘更多有關腸道細菌參與整體健康的各種方式，甚至影響你的心理健康。

———————

我們往往會將細菌與感染聯想在一起，但大多數腸道中的細菌實際上是有益的。細菌和酵母菌、真菌及病毒一起組成了腸道菌群——一個主要存在於結腸、包括了大約一百兆個微生物的生態系統。腸道菌群中有大約一千種腸道菌；我們每個人都有自己獨一無二的腸道菌組合，而且這個組合會隨著我們的一生發生變化。研究顯示，維持益菌數量的平衡是腸道健康的關鍵。

除了消化食物，腸道菌也負責執行許多其他重要的工作。舉例來說，腸道菌會幫助吸收食物中的礦物質、合成維生素 K（能幫助凝血）等維生素，還有消化膳食纖維，釋出包括對強化腸道屏障有幫助的丁酸鹽，以及能協助肝臟調節血糖濃度和食欲的丙酸鹽等分子。

更廣泛定義的健康

已知患有發炎性腸道疾病克隆氏症和潰瘍性結腸炎的人，體內有益的腸道菌種類較少、比例較低。研究也觀察到肥胖症、糖尿病，還有某些類型的濕疹與關節炎患者，體內腸道菌的多樣性較低。菌相失衡（dysbiosis），即腸道菌群失衡，也被發現會導致代謝症候群、過敏、大腸癌和阿茲海默症的發生。健康的腸道能支持免疫系統：約有70％免疫相關細胞的位置分布在腸道中。友善的細菌與腸道內壁相互作用，防止有害分子滲透進入體內，並有助於活化新生的免疫細胞（參見第136-137頁）。

腸道健康，心理就健康？

我們知道大腦會影響腸道，因為我們的胃常常會反應緊張或興奮的感覺，不過飲食可能同樣會對我們的大腦造成影響。直到最近，科學家們才開始探索腸道菌可能對大腦造成影響的機制——以及腸道健康如何因此影響情緒。已有數項研究發現，患有憂鬱症的人，體內的微生物與其他人有所差異；2019年，科學家們辨識出在憂鬱症受試者腸道菌群中一直缺失的兩種特定類型腸道菌（糞球菌屬〔Coprococcus〕和戴阿利斯特桿菌屬〔Dialister〕）。

發酵引起的不適

發酵是腸道菌分解膳食纖維時產生的反應。 發酵會產生氫氣和甲烷氣，這是正常現象，而且實際上這表示腸道正在有效地工作。無論如何，那些患有大腸激躁症等功能性腸道疾病的人，由於腸道更加敏感，會更容易受到發酵作用所產生氣體的影響——因此他們可能會感覺腹脹或腹痛。

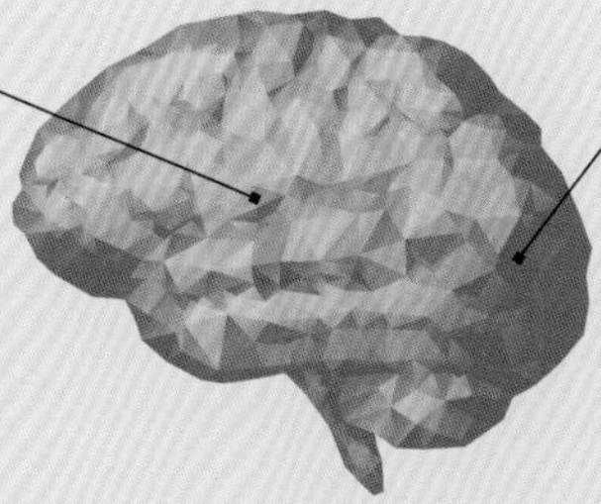

腦核生成影響情緒的血清素[5]

迷走神經連接器官與延腦

神經傳導物質
化學訊息讓大腦和身體可以溝通交流，並能引發或抑制感受

迷走神經
迷走神經直接把大腦與腸道本身的神經細胞連結起來，並雙向傳遞訊息

免疫系統
腸道是接觸毒素和病毒等許多外來病原體的主要場所

血清素是一種主要由腸道製造的神經傳導物質，可引發飽足感並控制食欲；血清素也能經由血液抵達大腦，影響幸福感的程度。

迷走神經是大腦和眾多器官間溝通聯絡的高速通道，功能包括調節心律、消化作用、抵抗發炎反應，還有放鬆。

腸道菌會刺激能抵抗感染的特定細胞生成；一般認為這些細胞能經由血液或淋巴與中樞神經交流互動。

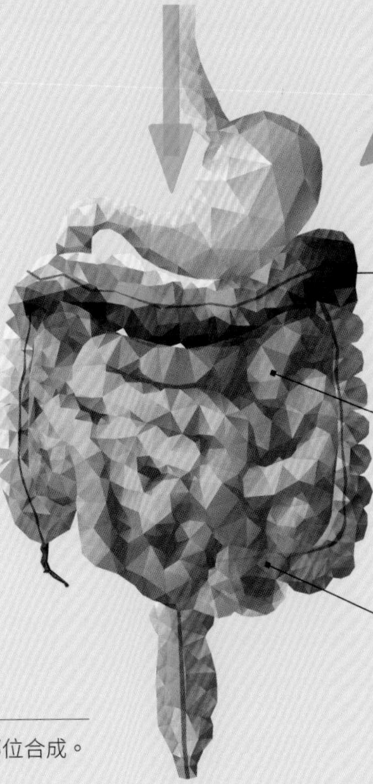

腸腦軸線

科學家們現在知道，腸道和大腦間透過不同路徑——包括迷走神經、免疫系統的細胞，還有被釋放進入血流中的化學物質——持續不斷地進行雙向溝通。

位於腸壁的神經細胞控制消化作用 / 排除

腸道黏膜是免疫活動發生的重要位置

迷走神經另一端的終點在結腸內

5 血清素在大腦的中縫核 (raphe nuclei) 部位合成。
——譯者注

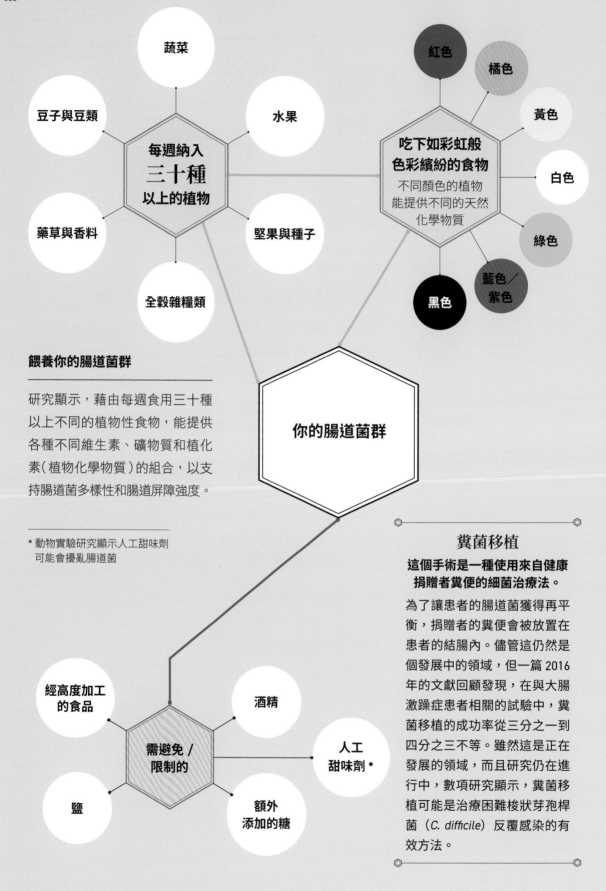

蔬菜

豆子與豆類

水果

每週納入
三十種
以上的植物

藥草與香料

堅果與種子

全穀雜糧類

紅色

橘色

黃色

吃下如彩虹般
色彩繽紛的食物
不同顏色的植物
能提供不同的天然
化學物質

白色

綠色

黑色

藍色／
紫色

餵養你的腸道菌群

研究顯示，藉由每週食用三十種
以上不同的植物性食物，能提供
各種不同維生素、礦物質和植化
素（植物化學物質）的組合，以支
持腸道菌多樣性和腸道屏障強度。

* 動物實驗研究顯示人工甜味劑
可能會擾亂腸道菌

你的腸道菌群

經高度加工
的食品

酒精

需避免／
限制的

人工
甜味劑 *

鹽

額外
添加的糖

糞菌移植
這個手術是一種使用來自健康
捐贈者糞便的細菌治療法。

為了讓患者的腸道菌獲得再平
衡，捐贈者的糞便會被放置在
患者的結腸內。儘管這仍然是
個發展中的領域，但一篇 2016
年的文獻回顧發現，在與大腸
激躁症患者相關的試驗中，糞
菌移植的成功率從三分之一到
四分之三不等。雖然這是正在
發展的領域，而且研究仍在進
行中，數項研究顯示，糞菌移
植可能是治療困難梭狀芽孢桿
菌（*C. difficile*）反覆感染的有
效方法。

如何增加腸道菌群的多樣性？

讓腸道健康、功能正常的關鍵，在於腸道內細菌的多樣性。雖然腸道菌群在嬰兒時期便已建立，但身為成年人的我們，仍然能透過所選擇的食物增加我們的腸道益菌。

————

我們的腸道菌群從出生到三歲左右形成。大部分的微生物來自於陰道分娩時母體的產道，或者來自剖腹產時的醫院環境，同時也會因餵食母乳或以奶瓶餵養而有所差異。接著嬰兒會從他們所處的環境、附近的人，還有飲食中獲取細菌。一旦腸道菌群建立完畢，我們的生活方式、壓力程度及飲食，仍然會導致我們的腸道菌群可能支持或削弱我們的健康。例如，有些雙歧桿菌屬（*Bifidobacteria*）和乳酸桿菌屬（*Lactobacillus*）的菌株能防止可能有害的腸道菌失控。

多樣性至關重要

根據一項分析來自數千名志願者資料的國際性腸道菌群計畫，菌群多樣性與我們食用多少獨特的植物物種有關。研究者們發現，一週內食用超過三十種不同類型的植物，與各種短鏈脂肪酸的生成有關；這些短鏈脂肪酸有助於保護腸道健康和免疫功能。

食用足夠不易消化的纖維，也被發現能提高腸道菌群的物種豐富性，而飲食中不易消化纖維的分量低時，會使整體菌群多樣性下降。此外，許多蔬菜、燕麥等全穀雜糧類、糙米、豆子和扁豆，還有堅果與種子都是纖維的良好來源——英國健康指南建議健康成人每天從不同食物中攝入30克纖維。許多纖維具有「益生元」功效，可餵養益菌幫助其生長。天然發酵的「益生菌」食品，例如克菲爾（kefir），也有所幫助；大多數乳酸桿菌屬的菌種，也可以在發酵食品中找到（參見第52-53頁）。

與之相反的是，數項研究發現，典型的西方飲食，也就是高動物性蛋白質、高脂肪和低纖維的飲食，會導致腸道菌和雙歧桿菌屬益菌的總數明顯下降。有些研究也注意到，雖然改變飲食能迅速使腸道菌群的平衡發生變化，但需要長期改變飲食習慣，菌群多樣性才會發生顯著的改變。

藥物

藥物，尤其是抗生素的過度使用，會使腸道中益菌的數量減少。在一項研究中，經過測試的九百種抗生素類藥物，有四分之一被發現對腸道微生物生長有潛在的破壞性。益生菌有助於增加腸道中的益菌；對於益生菌的效用，我們所掌握最有力證據就是，在一段抗生素療程結束後服用益生菌，能防止抗生素相關腹瀉（antibiotic-associated diarrhea, AAD）。

益生元和益生菌有什麼不同？

每天攝取益生元或益生菌來維持腸道平衡和健康的觀點極為流行：光是益生菌營養補充品的銷售量，預估在 2024 年時將達到 650 億美元。但事實真的如此簡單嗎？

———————

益生菌是一種活性微生物，食用後可直接增加腸道中「好的」細菌的數量。益生元食物能餵養已經存在的腸道菌，使它們能茁壯成長，並有效地發揮作用。

益生菌存在於多種發酵食品和發酵飲料中：特別製作的益生菌飲料、優格，以及含有特定「友善」菌株的營養補充品，這些通常是來自乳酸桿菌屬和雙歧桿菌屬的菌種。

關於益生菌食品的一項疑慮是，有多少微生物能在胃裡的酸性環境中存活下來，從而完整無損地到達你的結腸並在那裡定居繁殖。活菌株也會被像是裝罐或巴氏消毒法等熱加工的過程破壞。關於你需要吃多少益生菌才能獲得其益處，並沒有明確的準則。在英國，益生菌被分類為食品，而非藥物；它們會標示為含有活菌或培養的細菌，而不會寫成「益生菌」，因為它們無法保證你可以攝入一定量的細菌。

益生菌有什麼益處？

研究顯示，益生菌主要有益於在腸道菌群失衡的情況；舉例來說，緩解因感染或接受抗生素療程後的腹瀉。儘管研究有限，不過特定類型的菌株已被發現能減輕大腸激躁症的症狀，尤其是腹脹。此外，一項研究發現，每週食用發酵食品一至五次與腸道菌的細微改變相關。不過一般而言，健康的人應該不需要補充益生菌。

益生元食物最重要的益處是，食物裡不同種類的不易消化纖維會被腸道菌分解，然後生成能保護腸道的短鏈脂肪酸。有部分研究顯示，食用一種叫做菊糖的膳食纖維有助於維護腸道黏膜屏障，並預防發炎。增加益生元食物的攝取量最好逐步進行，以避免腹脹的發生。

益生元

許多天然的益生元食物和飲料也能提供各種維生素、礦物質，還有植化素。

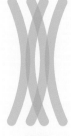

纖維

水果	蔬菜	其他
蘋果	韭蔥	麥麩
椰棗	大蒜	腰果
梅乾	豆科植物 / 豆類	開心果
芒果乾	（豆子及扁豆）	印度奶茶
梨	菊芋	茴香茶
葡萄柚	菊苣根	
杏桃	蘆筍	

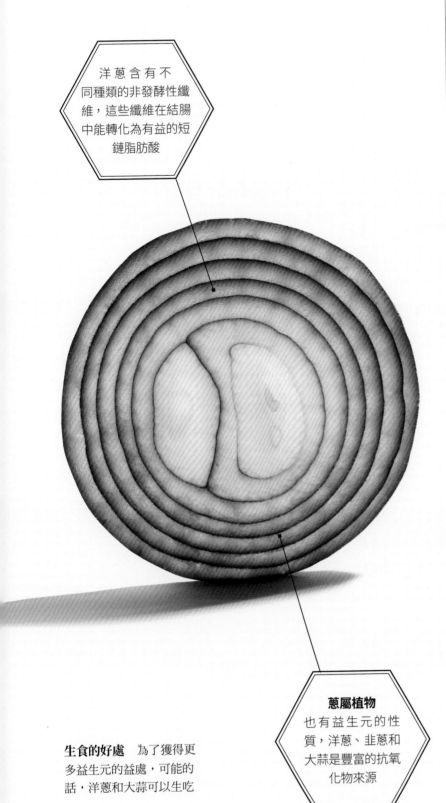

洋蔥含有不
同種類的非發酵性纖
維,這些纖維在結腸
中能轉化為有益的短
鏈脂肪酸

生食的好處 為了獲得更
多益生元的益處,可能的
話,洋蔥和大蒜可以生吃

蔥屬植物
也有益生元的性
質,洋蔥、韭蔥和
大蒜是豐富的抗氧
化物來源

益生菌

益生菌是由乳酸發酵
產生,乳酸發酵時,
培養菌會以食物中的
澱粉或糖為食,並生
成乳酸。

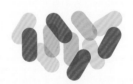

細菌

優格

優格是牛奶被細菌發
酵後的產物;為獲得益
生菌效益,選擇具活
菌或有活性培養菌而
且無糖的種類。

克菲爾

這種飲品是一種有效
的益生菌,可以在家
用牛奶或水自製,可重
複使用的「菌粒」是由
細菌、酵母菌和酵素
組合而成的。

德國酸菜

由高麗菜經自然存在
的乳酸菌發酵而成,
德國酸菜也是優良的
纖維來源。

韓式泡菜

韓式泡菜在韓國是一
種被廣泛使用的調味
品,包含了由細菌發
酵的高麗菜或其他蔬
菜,通常會以辣椒和
大蒜調味

康普茶

由甜味茶經細菌和酵
母菌培養物發酵而
成,對於康普茶益處
的研究尚不明確。

不良飲食的要素有哪些？

不良飲食無法提供足夠的關鍵營養素讓你維持在最佳健康狀態，或是未能平衡身體的能量需求與食慾。從長遠看來，不良飲食可能會產生限制壽命的影響。

————

定義不良飲食的重要方法，就是含大量飽和脂肪、高鹽和高糖的飲食。根據英國健康指南，這表示每日攝取超過6克鹽、30克額外添加的糖，還有女性20克或男性30克的飽和脂肪（參見第64、66和70頁）。預製食品是鹽分攝取過量的主要原因：我們飲食中的鹽有四分之三來自加工食品，包括像是麵包等主食，而三大片外帶蔬菜披薩裡可能含有大約12克鹽。不過，速食只是其中一項因素：在一道健康的清炒蔬菜中加上1湯匙醬油，可能會使這道菜的含鹽量增加到高達3克。

不良飲食不只是關於攝取過多「不合適」的食物；不良飲食也意味著沒有攝取足量營養密度高的食物。2017年的一項全球性飲食與死亡率的研究發現，與因飲食中包含太多鹽、含糖飲料、紅肉和加工肉品，以及反式脂肪造成的死亡相比，健康食物，包括全穀雜糧類、蔬菜和水果，以及堅果和種子的攝取量太少而造成的死亡更多。全穀雜糧類攝取量低是與美國及西歐大多數死亡案例有關的唯一一項飲食因素。當然，很多種生活方式因素可能導致惡劣的健康狀況，但飲食是我們大部分人都能控制的範圍。

可能的健康影響

同一項研究估計，全球五例死亡中，就有一例與攝取不良飲食有關，與心血管疾病（包括心臟病、心臟衰竭和中風）並列為飲食相關的全球主要死因。

不良飲食主要與體重增加有關；2015年，有將近三分之二的英國成人超過健康體重（這個群體的半數患有肥胖症），三分之一的十到十一歲兒童也出現同樣的情況。在美國，四分之三的成人被歸類為過重或肥胖，而超過半數的人患有至少一種與飲食相關的可預防慢性疾病。儘管體脂過量往往沒有選擇的餘地，但患有肥胖症的人發生大腸癌的機率是正常人的三倍，罹患第二型糖尿病的機率則是正常人的五倍。由於過量的鹽與血壓升高之間存在關聯性，因此世界衛生組織想要減少30％全球成年人口的鹽攝入量，以期在2025年將糖尿病和中風的病例減半（參見第70-71頁）。

我應該少攝取一些熱量嗎？

在整體熱量方面，英國的每日成人建議攝取量是女性2,000大卡、男性2,500大卡。長期過量攝取熱量可能會導致不健康的體脂肪水平，同時使第二型糖尿病、心臟病，還有某些癌症發生的風險增加。不過，偶爾吃下比需求還多的熱量不太可能影響你的健康。不要只關注熱量的數字，還要考慮你日常飲食的種類是否有足夠的多樣性，以及整體飲食的品質。

更健康的餐點建議

沒有必要排除你喜愛的餐點，不過要注意它們可能是高鹽、高糖和高油脂，而且纖維或蛋白質含量很低的。一些簡單的變化就能提高一頓飯的潛在營養價值，並讓你有滿足感。

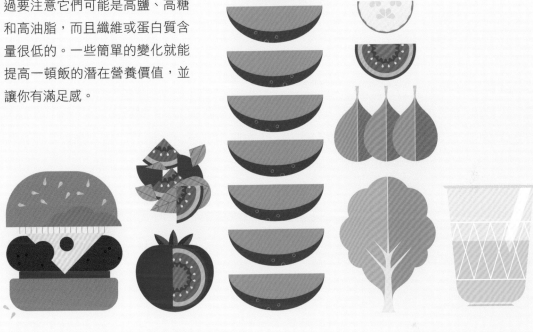

小圓麵包（纖維）
✔ 全麥小圓麵包，3.4克
✘ 白麵小圓麵包，1.1克

漢堡（飽和脂肪）
✔ 素食豆漢堡，1.2克
✘ 牛肉漢堡，11.6克

薯條（脂肪／每份）
✔ 烤番薯，3.7克
✘ 炸薯片，6.6克

醬料（糖／每份）
✔ 自製莎莎醬，0.1克
✘ 番茄醬，3.4克

附餐（微量營養素）
✔ 菠菜、洋蔥及
　番茄沙拉＞簡單的生菜

飲料（糖／100毫升）
✔ 加了甜果汁的氣泡水，4.7克
✘ 含糖飲料，10.6克

膨脹的份數　一般英式鬆餅包裝上所標示一份的量，從十年前的　**85g**　增加到現在高達　**130g**

為什麼我們這麼多人有不良的飲食習慣？

人們飲食不健康、不均衡的原因很複雜，而且常常是相互關聯的。這些原因包括從多樣化食物的選擇，到我們可能沒有意識到的心理影響都有。

缺乏關於食物的教育，以及與食物間不健全的關係，是導致已開發國家中不良飲食的主要因素。給鬧脾氣的小孩甜食，可說是創造了一種情感連結；當這樣的兒童成年後，他更有可能透過吃含糖的碳水化合物來自我安撫壓力或焦慮。動物及人類研究顯示，特定食物會刺激大腦的獎賞中樞，尤其是那些含有高脂肪、高碳水化合物和高鹽的食物。耶魯大學食物成癮量表（Yale Food Addiction Scale）是被設計用來辨識與特定食物相關的標記，儘管這是一個研究間互相矛盾、具有爭議性的領域。不過有證據明確顯示，食物愈美味可口，就愈有可能因愉悅感而被人們享用——這被稱為「享樂性」攝食（參見第58-59頁）。食品製造商會設計特定風味和口感的食物，例如酥脆的薯片還有冰淇淋，來確保我們會想吃更多。

可取得性和可負擔性

一則報導發現，相比於最富有的家庭只需花費8％，英國最貧窮家庭有五分之一需要花費可支配所得的40％才能取得健康飲食。其他經濟因素包括定價和廣告；2019年，英國甜食和鹹味零食的廣告支出略高於一億一千一百萬英鎊——水果和蔬菜的

學會說「不」

你是否曾在即使是吃飽的情況下，再吃下一份額外的食物？

我們在與其他人一起用餐時，似乎會吃得比獨自用餐時還多，不過潛在原因還不是很清楚。部分「社會助長」（或稱社會促進）研究顯示，與朋友、尤其是家人一起進餐會使攝入量增加；這可能是因為與其他人聊天會讓人分心，不再注意食物，也可能是在較大的群體中，吃下更多食物是更被認同的行為。一項研究回顧認為，在社交場合用餐吃下的食物，可能比平常多三分之一到一半。

廣告支出約為一千六百萬英鎊。此外，數百萬人居住在「食物沙漠」，也就是有出行移動問題的人無法輕易購買到各種健康食物的地區；外賣餐廳的數量與社會剝奪[6]的程度間似乎有著極高的相關性。更容易取得食物，包括外賣、外送，可能比在家煮飯更吸引人（參見第46-47頁）。有報導顯示，孩童會在放學回家的路上購買加工食品；根據預測，2020年出生的英國兒童，有半數將罹患可能會影響他們生活品質的飲食相關疾病。

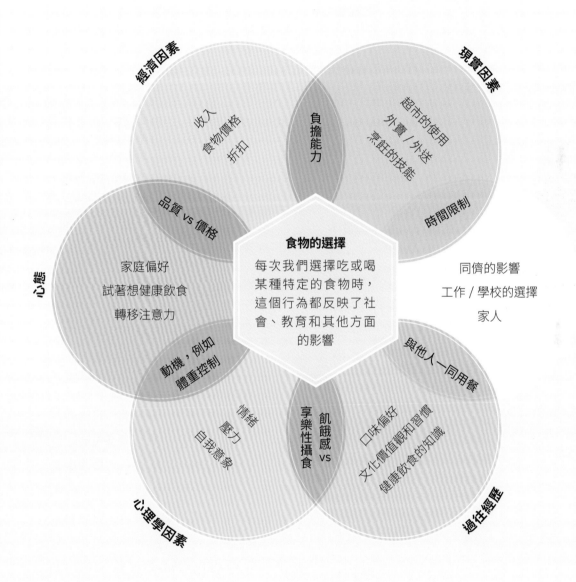

經濟因素

現實因素

社交壓力

擔心

心理學因素

過往經歷

收入
食物價格
折扣

負擔能力

超市的使用
外賣／外送
烹飪的技能

時間限制

品質 vs 價格

家庭偏好
試著想健康飲食
轉移注意力

食物的選擇
每次我們選擇吃或喝某種特定的食物時，這個行為都反映了社會、教育和其他方面的影響

同儕的影響
工作／學校的選擇
家人

動機，例如體重控制

與他人一同用餐

情緒
壓力
自我意象

享樂性攝食 vs 飢餓感

口味偏好
文化價值觀和習慣
健康飲食的知識

6 社會剝奪是指減少或阻止個人與社會其他人之間文化上正常的互動，外賣在某種
程度上減少了人與人之間的互動。──譯者注

我該避開加工食品嗎？

加工食品在現代飲食中占很大一部分，是有充分理由的：加工食品通常比新鮮的便宜、有大量品項可供選擇，而且很方便。但不是所有的加工食品都一樣，瞭解其中的差異是很重要的。

————————

與新鮮食物相比，加工食品並不必然略遜一籌或更不健康。有些營養豐富的全食物，像是蔬菜、魚、乳品或者是全穀雜糧類，會為了儲藏或保存的目的而進行加工；例如在收穫後直接冷凍，如此一來，新鮮收取的食物在送達商店時，營養價值會處於接近顛峰的狀態。

同樣地，裝罐也是一種加工，但卻能保留魚的大部分蛋白質，還有水果及蔬菜的纖維。但是，泡在糖漿裡的去皮水果，比完整水果含有更少的纖維、更多的糖量；選擇水浸的水果，或把糖漿倒掉，或者選擇水浸的豆子，而非泡在醬汁或鹽水裡的。

某些加工食品會為了風味或口感而經過改變，或為了延長保存期限而加入添加劑；即便如此，像是全麥麵包、傳統燕麥粥麥片、德國酸菜，以及番茄糊等食品，還是很適合放進能健康食用的食物清單裡。有些加工食品會經過營養強化，還原加工過程中流失的維生素或礦物質，或者為植物性飲食者增加營養素。

高度加工的食物

這些食物在健康均衡的飲食中，應該被限制攝取。通常它們結合了性質已被改變的原料和添加劑，不是可以立即食用，就是只需要最低程度的製備；代表例子包括許多甜食、薯片、烘焙食品，還有即食餐點。它們缺乏大部分原始全食物所含有的纖維，這讓它們很容易消化，同時額外添加的鹽、糖和脂肪，也使得它們極為美味可口。這些意味著有成癮性的食物，背後的機制包括了糖能刺激大腦獎賞迴路的能力。

在美國，據說目前平均每日能量攝取，有將近60％是來自高度加工食品；有證據顯示，銷售量的上升與肥胖率正相關（儘管肥胖有很多原因）。舉例來說，高果糖玉米糖漿是一種在美國被廣泛添加在高度加工食品中的糖；因為身體沒有可利用它的生化反應，過量的高果糖玉米糖漿會被轉化為肝臟脂肪。

加工程度

你在超市購買的任何食物都會經過某種形式的加工，但加工對其營養價值造成的影響可能會有很大的差異。例如玉米可以以許多不同型態食用，包括做為高度加工食品中的一項精製原料。

未加工
新鮮的甜玉米
這種玉米仍然處於自然狀態，不過在販售前可能經過清理。

最低限度加工
甜玉米罐頭
罐裝蔬菜通常能保留其中的纖維；可能會為了保存目的而加鹽。

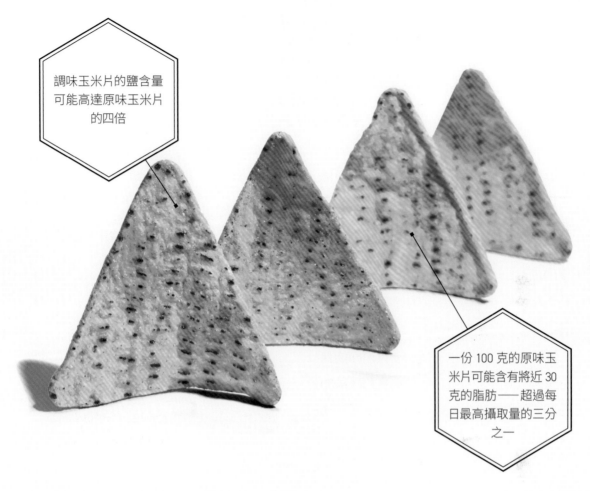

調味玉米片的鹽含量
可能高達原味玉米片
的四倍

一份 100 克的原味玉
米片可能含有將近 30
克的脂肪——超過每
日最高攝取量的三分
之一

玉米片 有些比其他的加工程度更
高,在精製油脂中烹煮,並添加加
工香料和防腐劑。

添加劑是不好的嗎?

**添加劑通常會用在加工食品中,用來
模擬天然風味、讓食物在嘴裡的口感
更好,或有助於加工。**

添加劑可能是合成的或天然衍生的,
例如抗壞血酸,即歐盟的維生素 C 或
E300。(E 編碼表示被核准使用。)麩
胺酸鈉(MSG,味精),即 E621,是
一種被廣泛使用的增味劑。儘管在麩
胺酸鈉對健康的長期影響方面缺乏足
夠證據,但部分研究顯示,麩胺酸鈉
與肥胖症、中樞神經系統失調,還有
肝臟損傷有關。添加劑經過嚴格的測
試,被視為是可以安全使用的;如果
你有疑慮,檢視標籤並減少攝取。

加工

爆米花
玉米被改變型態,不過可
能是以單純加熱的方式新
鮮製備,或者可能含有添
加劑、脂肪、鹽或糖。

高度加工

高果糖玉米糖漿
這是由玉米澱粉製成,在
美國通常做為甜味劑使用。

我該注意食品標示嗎？

一開始，食品包裝上的營養資訊可能看起來令人困惑。不過，解碼其中的資料並不是太困難，而瞭解這些資訊將讓你在日常飲食上做出更有根據的選擇。

———

檢視食品包裝上的營養素區塊可以幫助你，比如說，注意到低脂優格中添加了額外的糖，這使得少糖的高脂優格成為更明智的選擇。不同國家對營養成分標示有不同的規定；在英國，大部分包裝食品都必須列出以下各項每100克/100毫升的資訊：

- 以千卡或公制千焦耳表示的熱量
- 總脂肪量與飽和脂肪量
- 蛋白質含量
- 額外添加或天然存在的糖所提供的碳水化合物量
- 鹽，也可能會標示為「鈉含量」
  營養成分表一定要列出份數或每包裝有

幾份，可能也會列出每份的營養資訊。製造商也可以選擇是否列出關於維生素、礦物質、纖維和其他營養素的資訊。

包裝正面的標示

這些標示在快速選擇產品和比較類似品項時很有用。它們在英國不是強制性的標示，有些只會顯示總熱量（卡路里）。不過，有許多標示會使用交通號誌的顏色，可視化該食品中的鹽、糖，以及飽和脂肪含量是低、中或高。食品供應商能決定標籤上顯示的份數大小，這可能少於實際包裝內所含的分量——所以，如果你吃多了，你所攝入的會超過標籤上所說的分量。

近在眼前的事實

這個美國公益性包裝正面標籤設計，是由食品工業團體開發出來的。

標籤會顯示在一杯這種標準食用量內，熱量與營養素的限制含量。它不會用星號或顏色來可視化評價原料或整體產品的健康程度。相反地，這個標籤會重點標示最多兩種「具正面效益」的成分，比如說特定的維生素。

每1杯份

140卡	1克飽和脂肪 5% DV	410毫克鈉 17% DV	5克糖	1,000毫克鉀 29% DV	維生素A 20% DV

每日建議參考攝取量的5% ・ 每日建議參考攝取量占比 ・ 每日建議參考攝取量的29% ・ 每日建議參考攝取量的20%

監控你的糖、脂肪和鹽攝取量

做為健康飲食的一部分，糖、飽和脂肪與鹽的攝入應該加以控制。利用這些步驟讓自己更清楚知道每餐或每次零食，還有一整天內的食用量。

1.

瞭解每日最高攝取量

這些是英國健康指南中羅列的每日最高攝取量（這些數字是根據一般女性的體型和活動量而定，因此在比如說一名活動量大的男性身上可能會有不同。）

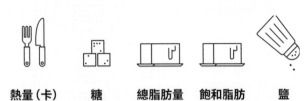

熱量（卡）	糖	總脂肪量	飽和脂肪	鹽
2,000	<90克	<70克	<20克	<6克

2.

根據體重進行計算

包裝上的營養成分表會列出每100克所含的糖、脂肪和鹽；計算出該食品中的總含量，並檢查這些成分的含量是被分類為高、中或低含量（這也是根據一名一般女性而定）。

圖例

■ （紅色）高
▨ （黃色）中
▨ （綠色）低

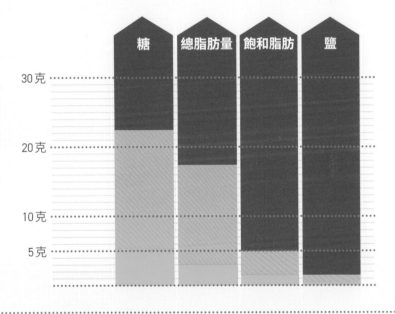

糖　總脂肪量　飽和脂肪　鹽

30克 ......
20克 ......
10克 ......
5克 ......

3.

以份數為基準進行檢視

包裝正面的標籤能幫助你評估一份／份數中的糖、鹽和脂肪含量，還能追蹤你的攝取量是如何疊加起來的。

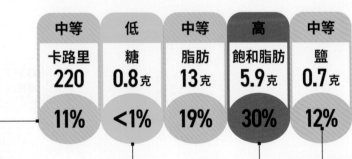

中等	低	中等	高	中等
卡路里	糖	脂肪	飽和脂肪	鹽
220	0.8克	13克	5.9克	0.7克
11%	<1%	19%	30%	12%

黃色：較多的黃色標示表示該食品可以經常食用

綠色：標籤上的綠色標示愈多，表示這是愈健康的選擇

紅色：你可能只能少量、偶爾食用，或者選擇替代品

檢查參考攝取量（RIs）：「參考攝取量」百分比說明一份在每日最高攝取量中所占的百分比

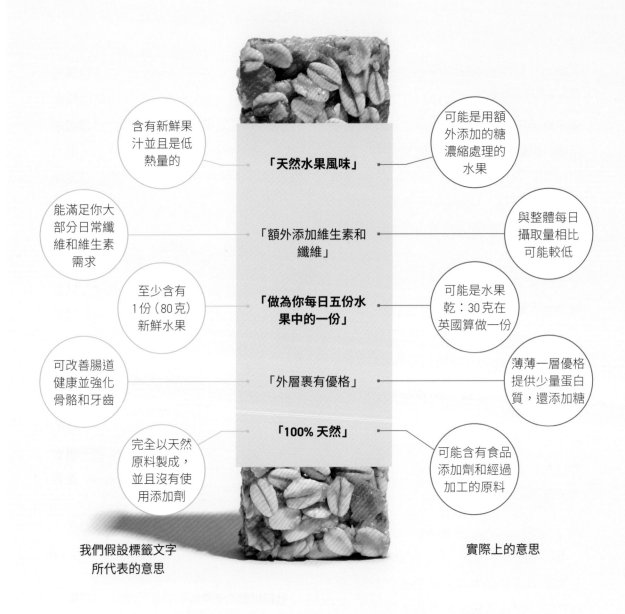

含有新鮮果汁並且是低熱量的 —— 「天然水果風味」 —— 可能是用額外添加的糖濃縮處理的水果

能滿足你大部分日常纖維和維生素需求 —— 「額外添加維生素和纖維」 —— 與整體每日攝取量相比可能較低

至少含有1份（80克）新鮮水果 —— 「做為你每日五份水果中的一份」 —— 可能是水果乾：30克在英國算做一份

可改善腸道健康並強化骨骼和牙齒 —— 「外層裹有優格」 —— 薄薄一層優格提供少量蛋白質，還添加糖

完全以天然原料製成，並且沒有使用添加劑 —— 「100% 天然」 —— 可能含有食品添加劑和經過加工的原料

我們假設標籤文字所代表的意思

實際上的意思

食品上的訊息 通常會強調自己是健康的選擇；儘管某些原料可能是健康的，但整體的營養價值可能無法符合我們認知的標準。

---

7 健康洗白（health washing），指的是食品製造商用來誤導消費者去注意特定原料或特性，洗腦消費者以為所購買產品比較健康的策略。—— 譯者注

我能相信行銷用的時髦術語嗎？

食品製造商和供應商花費巨資製作能影響我們對於營養價值認知的訊息，好誘惑我們選擇他們的特定產品。不要對這些表象信以為真。

———

食品包裝上的聲明通常是關於健康或營養價值的，並且有詳盡的規範管理。在英國，食品不得保證能減重或治療某項健康問題，但能暗示具有某些健康效益；例如陳述鈣是保持骨骼健康所必需的。「健康洗白[7]」的訊息，可能會只聚焦在一項原料上；一項美國的研究發現，強調像是餅乾和薯片等零食中添加的維生素，會讓消費者更有可能將它們視為健康產品，而且比較不會去檢視營養資訊表。

無添加糖

「無糖」的意思，是指每100克英國食品的含糖量少於0.5克。「無添加糖」專指在加工過程中添加的糖，而不是天然存在的糖，例如水果中的果糖。舉例來說，一杯無添加糖綜合果昔的含糖量，可能比一罐汽水還多。

低 / 清淡

英國食品若要宣稱自己是「清淡」的，脂肪或糖的含量必須比類似產品少30％。由於低脂肪含量會使風味下降，製造商可能會加入更多的糖做為補償。

高蛋白 / 纖維

健身行業的發展，促使添加蛋白質產品的增長。在英國，要宣稱「高蛋白」的食品必須有20％的熱量是來自蛋白質，或者聲稱「蛋白質來源」的食品必須有12％熱量來自蛋白質——這會排除一些蛋白質豐富的食品，例如花生醬。雖然你可能假設「高纖」食品能供應幾乎所有你的纖維需求（成年人的理想攝取量是每日30克），但英國的標示在每100克中含有6克纖維時就能如此宣稱。

天然 / 有機

「有機」只和生產方法有關，與營養價值無關。「天然」或「以天然原料製成」只表示該食品是以自然生產的原料製成，這是一個灰色地帶。

依古法製作 / 以傳統方法製作

這些措詞和農場照片及新鮮或完整的原料放在一起時，會讓人產生小規模生產的印象，而且還暗示具有更高的品質。事實上，產品可能是經過工業化加工的，並含有添加劑與高度精製的原料。

不健康的影響

社群媒體的環境中充滿錯誤訊息和偽科學主張。

例如據報導，將近半數的社群媒體使用者認為，剔除一整個食物大類是健康的作法。一項針對九名發表過關於體重控制網誌的英國熱門網紅研究發現，只有兩名具有相關資格，五名網紅做出的營養主張未引用實證研究參考文獻。網紅通常都帶有商業目的，謹慎對待他們關於食物的推薦。

糖是敵對方嗎？

雖然糖被視為敵對方已有很長一段時間了，事實上並非所有的糖都對我們有害。
糖在飲食中自有其地位——以正確的分量和你的身體能輕鬆處理的形式下。

————

糖是許多食物中的一種碳水化合物（參見第12-13頁）。含有天然糖分的食物，例如水果和乳製品，是許多營養素的良好來源，其中的糖還提供了身體所需能量。

儘管糖聲名狼藉，科學家們還無法證明，當糖不是在熱量攝取過多的情況下，對健康會有所影響。

額外添加的糖

任何形式的添加糖都被認為是「游離糖」。這可能是在製造過程中加在燕麥棒裡的糖，或者是加在香草茶裡的一匙蜂蜜。

含游離糖食物的營養效益通常很少，或者根本沒有。世界衛生組織（WHO）建議，游離糖占每日能量攝取的比例不得超過5％。

糖往往是以化學方法製造的，會被加入產品中以提高適口性。確認標籤上標示的糖含量（參見第60-61頁）。它可能會寫成「總含糖量」，這包括天然生成的糖和游離糖。糖會以許多種形式出現——蔗糖、葡萄糖、果糖、麥芽糖、果汁、糖蜜、玉米和其他種糖漿、蜂蜜，還有濃縮果汁。

避開高果糖玉米糖漿（HFCS），在美國，它會被包裝進許多食品中。消費最多高果糖玉米糖漿的國家，糖尿病的發生機率更高。已發現飲食中每天攝取超過150克高果糖玉米糖漿，會降低胰島素敏感性（參見第172頁）、增加高血壓和高膽固醇濃度發生的風險。

正確的平衡

科學確認了我們所有人都知道的事情——糖會影響大腦中的愉悅感獎賞中樞。糖會觸發愉悅反應，類似於我們看見可愛的小狗或受到關愛時的感受。或許那解釋了為什麼在我們的飲食中，糖提供的熱量會超出適度的範圍。不過，不需要把

游離糖

果汁是游離糖的一個例子。只要水果裡的糖從果泥中被分離（「釋放」）出來，纖維（和體積）就會流失。你不會一口氣吃四顆柳橙，但你可能會喝下含有四顆量的一大杯柳橙汁——這裡面的糖比一罐汽水裡的還要多！

1顆 柳橙
纖維 **1.8克**
糖 **12.3克**

500毫升 柳橙汁（四顆柳橙）
纖維 **0.2克**
糖 **44克**

1罐 汽水
纖維 **0克**
糖 **30克**

糖妖魔化。心理學在我們做出的營養選擇中發揮主要的作用。對任何食物採取徹底禁絕的作法，可能會導致無節制的暴食；中庸之道是最好的。

減糖

確定你知道自己攝入了多少糖，如此一來，你就可以做出合適的選擇，來幫助你維持在建議的容許量內。

把含糖食物換成替代品。例如，把餅乾換成燕麥餅，在早餐穀片裡加水果而不是加糖。

吃的分量少一點。和所愛的人分享甜點。要求將富含糖分的醬汁放在旁邊，這樣你就可以少用一點。像是番茄醬這類的調味品每100克中可能含有23克糖：每份只用1茶匙。烹飪時，不要在鹹味的食物中加糖。

我們的飲食中，有將近四分之一的游離糖來自於含糖飲料（氣泡飲、含糖果汁、果汁飲料，還有甜果汁飲品）。將含糖飲料換成水。

你的新習慣可能需要一些時間才能上軌道，不過沒有決定性的研究證實糖和人類的生理成癮（physical addiction）有關。你不會像對酒精或藥物依賴者那樣出現戒斷症狀。

建議容許量 在英國，我們被建議將糖的攝取量限制在每天90克。在這90克當中，游離糖的形式不得超過30克（約7茶匙）。

7塊
方糖或7茶匙糖，是游離糖每日容許量的最大值

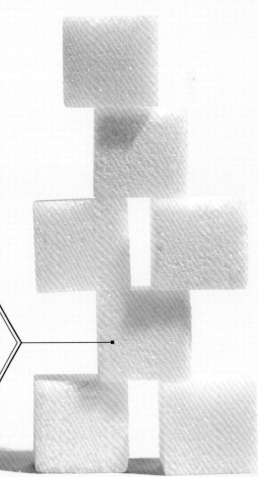

糖的替代品
如果你喝大量的含糖飲料，可以考慮用甜味劑來幫助你慢慢戒掉在茶或咖啡裡加糖的習慣。

糖蜜、楓糖漿和蜂蜜都是天然來源。人工甜味劑，例如蔗糖素、阿斯巴甜，還有糖精，則是以化學方法製造的。適度使用天然和人工甜味劑，都是安全的。有部分研究顯示，人工甜味劑對腸道菌群無益，不過由於這是相對新的研究領域，所獲得的證據並不確鑿。

脂肪對我還是有害嗎？

關於脂肪的科學見解在近數十年間已發生顯著改變，這是一個直到今天仍在不斷發展的複雜領域。然而一般公認，我們都應該在飲食中享用一些更健康的脂肪。

————

事實上，脂肪對我們的健康非常重要。脂肪為我們提供能量、為食物帶來風味，並有助於讓我們有飽足感。身體需要脂肪來吸收某些維生素。我們應該試著納入單元和多元不飽和脂肪，尤其是 omega-3 脂肪酸，這只能從飲食中取得，而且被證實有助於降低 LDL（低密度脂蛋白）膽固醇，還能支持心臟健康及認知。

有所謂的「壞」脂肪嗎？

研究已經駁斥了導致低脂飲食計畫，和低脂食品激增的「脂肪是壞的」此一普遍觀點。2017 年一項探討長達八年減脂飲食的研究發現，與不限制脂肪的飲食相比，減脂飲食並沒有明顯的益處；一個可能的因素是攝入了製造商為取代流失的風味而額外添加的糖。

反式脂肪，也就是人工硬化植物油，由於有會導致心臟病與中風的 LDL 膽固醇升高的疑慮，包括美國在內的數個國家均禁用。反式脂肪很少被用在英國食品中，含量也非常低；請查閱標籤上「部分氫化」字樣。飽和脂肪主要存在於動物性食品中，還有像是披薩和餅乾等穀物類產品裡。有證據顯示，大量攝入飽和脂肪會使 LDL 膽固醇增加。

近來，飽和脂肪與心臟病之間的關聯性引起了科學界的爭論，有一篇研究文獻回顧認為，飽和脂肪不會增加罹患心臟病的

哪一種脂肪最健康？

每 100 克的油脂，和脂肪中所含的不飽和脂肪及飽和脂肪的組合是不同的，這讓其中一部分成為比較健康的選擇。它們在烹飪方面的用途取決於它們的發煙點——也就是開始降解、可能釋放出潛在有害物質的溫度範圍。

特級初榨橄欖油

飽和脂肪：**15.5 克**
多元不飽和脂肪：**10.7 克**
單元不飽和脂肪：**65 克**
發煙點：**190°C-207°C**

對心臟健康有益，這種油更適合用於低溫烹調、做為沙拉醬或醃料使用。

菜籽油

飽和脂肪：**6 克**
多元不飽和脂肪：**27 克**
單元不飽和脂肪：**54 克**
發煙點：**204°C-230°C**

菜籽油的不飽和脂肪組合使其成為維護心臟健康、日常烹飪用油的好選擇；菜籽油可用來油炸和焙烤。

風險。然而，美國與英國心臟協會建議，用不飽和脂肪取代飽和脂肪以降低風險，而包括世界衛生組織在內的健康機構則建議，將飽和脂肪的攝取量限制在不超過每日熱量的10-11％。大多數專家都同意，健康的飲食比將注意力放在飽和脂肪上，更能降低心臟病的風險。關鍵訊息是少食用含大量飽和脂肪的食物，並用來自魚類和植物、更健康的脂肪代替——而不是額外添加的糖或精製碳水化合物。

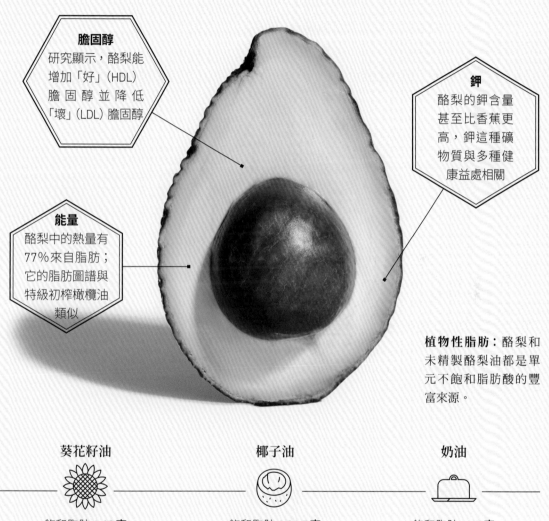

膽固醇
研究顯示，酪梨能增加「好」（HDL）膽固醇並降低「壞」（LDL）膽固醇

鉀
酪梨的鉀含量甚至比香蕉更高，鉀這種礦物質與多種健康益處相關

能量
酪梨中的熱量有77％來自脂肪；它的脂肪圖譜與特級初榨橄欖油類似

植物性脂肪：酪梨和未精製酪梨油都是單元不飽和脂肪酸的豐富來源。

葵花籽油

飽和脂肪：**10克**
多元不飽和脂肪：**56克**
單元不飽和脂肪：**25.8克**
發煙點：**230°C**

廣泛用於烹飪，葵花籽油含有大量omega-6脂肪酸，omega-6有助於降低膽固醇，不過也被認為和發炎反應有關。

椰子油

飽和脂肪：**86.5克**
多元不飽和脂肪：**1.8克**
單元不飽和脂肪：**5.8克**
發煙點：**175°C-196°C**

這種植物油主要含有飽和脂肪酸，同時已被發現會使LDL膽固醇上升，因此最好偶爾使用。

奶油

飽和脂肪：**67克**
多元不飽和脂肪：**5克**
單元不飽和脂肪：**28克**
發煙點：**149°C-175°C**

奶油基本上是一種飽和脂肪，不過也是維生素A和D的來源，而且還含有鈣。

我該停止食用紅肉嗎？

我們知道，食用不同種類的蛋白質——包括植物、魚和家禽——對健康飲食來說是明智的做法。但如果你真的十分享受像是牛排和熱狗之類的食物，想想它們帶來的營養和健康影響。

————

紅肉在未經烹煮時是紅色的，紅肉包括了羊肉、牛肉、鹿肉、豬肉，還有小牛肉。紅肉是肌肉增長所需蛋白質和重要微量營養素的豐富來源，尤其是維生素 B_3 和 B_{12}（無法由植物中取得）、鐵、鋅和硒。儘管紅肉的營養豐富，但可能含有大量的飽和脂肪，尤其是比較肥的部位；100 克的肋排總脂肪含量大約在 34 克。一項限定研究發現，有機肉品當中的 omega-3（已知能支持心臟與免疫系統）含量會高出 50%，這可能是因為牲畜的攝食更偏向於草飼的關係。

像是火腿、培根和薩拉米義式香腸等加工肉品，已經過加工調製、鹽醃、煙燻，或其他方式的處理，以提升風味並使保存期限更長，而且通常含有大量的鹽。高鹽且高飽和脂肪的飲食，已被發現會使血壓和心血管疾病風險因子 LDL 膽固醇上升。

罹癌風險

血紅素，即新鮮紅肉中的色素，還有加工肉品時使用的亞硝酸鹽或硝酸鹽防腐劑，都被認為與腸道癌症發生風險增加有關。雖然綠色蔬菜中也有天然生成的亞硝酸鹽，但身體消化肉類中亞硝酸鹽的方式可能會生成有毒的亞硝胺。2015 年，世界衛生組織的癌症專家確認紅肉是導致癌症的可能原因，而加工肉品則是導致癌症的明確誘因（雖然不知道它們造成多少病例的發生）。不過，不是所有的加工肉品都含有亞硝酸鹽，例如以傳統方式製作的帕瑪火腿是用鹽醃製的。

美國一項研究得出結論，有證據顯示減少食用紅肉或加工肉品並不會更健康，但這項結論受到數個健康機構的質疑。世界癌症研究基金會建議成年人少吃或不要食用加工肉品，同時每週最多食用 350-500 克煮熟的紅肉，而英國健康指南則建議，經常吃肉的人，一天食用紅肉的總量不要超過 70 克。一項近期的研究結果總結出每天食用 76 克紅肉，也就是大約三片火腿，還是有可能讓罹癌風險增加，不過整體飲食和生活方式也很重要。如果你要食用紅肉，選擇未經加工、瘦肉的部位，並搭配大量的蔬菜。

你的香腸裡有些什麼？
並非所有香腸在肉、鹽和脂肪含量上，都是相同的。

舉例來說，一項調查發現，預製香腸中的鹽含量會從每 100 克含 0.75-2.3 克不等。新鮮製作的香腸或漢堡可能會是比較健康的選擇，而且可能也不會是罹癌的風險因子，除非它們被進一步加工過——請詢問你的肉販那些產品裡有些什麼成分。一項研究文獻回顧指出大腸癌與亞硝酸鈉之間的關聯性，但聲稱大部分的傳統英國和愛爾蘭香腸中並未添加亞硝酸鈉。

烹煮新鮮或加工肉品

烹煮會產生導致基因突變的物質，叫做異環胺（heterocyclic amines；HCAs）和多環芳烴（polycyclic aromatic hydrocarbons；PAHs）：這些物質會在消化作用進行期間被酵素活化，並導致遺傳物質（DNA）的改變，從而可能使癌症發生風險增加。

新鮮肉類

加工肉品

高溫

200°C+

油煎、炙烤及焙烤

烤肉

異環胺（HCAs）

當肉類、家禽或魚以高溫烹煮、特別是煮太久的時候，肌肉組織裡的肌酸和胺基酸會發生反應，形成異環胺。

將肉類進行醃製

將肉放在橄欖油、檸檬汁或紅酒中醃製，能減少高達**90%**的異環胺

多環芳烴（PAHs）

肉類中的脂肪在高溫下炙烤會滴在明火上，產生含有多環芳烴（PAHs）的煙霧，這可能會黏附在肉的表面；燻肉時也會產生多環芳烴。

燒焦表示可能會出現多環芳烴；避免食用燒焦的肉類或將焦糊的部分刮掉

亞硝胺

亞硝酸胺分子會出現在一些加工肉品中，可能是人類的致癌物質；研究發現亞硝酸胺在經過油炸的培根中含量較高。

圖例

新鮮肉品
加工肉品

鹽會導致心臟病嗎？

如果你喜歡在餐點中加鹽，但卻從未仔細想過從烤豆子到餅乾等許多日常食品中的鹽含量，那麼你的飲食習慣很可能會傷害你的健康。

———

鹽的部分組成成分是鈉，我們身體的生物過程需要一些鈉的參與，例如體液的調節和神經衝動的傳導。但研究估計，英國的成年人一天平均吃下8.4克鹽，比英國健康指南建議的極限，也就是6克（大約1茶匙），超出三分之一。

數十年來，包括世界衛生組織（WHO）在內占據主導地位的健康機構與專家間，都有著攝取過多鈉可能導致高血壓的共識，而高血壓是中風、腎臟疾病，以及會引發心臟病突發的心血管疾病等疾患的主要風險因子。

2018年，有一項國際性研究總結出高血壓這項風險因子需要攝入的平均鹽攝取量，明顯比大部分人的實際攝取量（中國除外）高出很多，此研究登上媒體頭條，但這項研究的基礎遭到質疑。WHO持續建議成年人將鹽的攝取量限制在一天5克。

高級的鹽比較健康嗎？

海鹽的結晶鹽和雪花鹽，以及像是喜馬拉雅粉紅岩鹽等粗粒岩鹽，沒有食鹽的精製程度那麼高，食鹽的礦物質在被細緻研磨並加入抗結塊劑時被去除。

儘管一項調查發現，將近三分之二的人認為海鹽的鈉含量較低，美國心臟協會表示，按重量計算，食鹽和大部分海鹽的鈉約占40％，選擇海鹽沒有任何基於健康的理由。

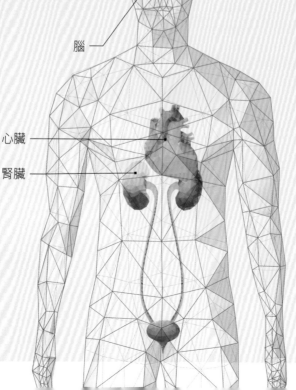

腦

心臟

腎臟

鹽和高血壓

因長期高鹽飲食所導致的高血壓可能對心臟、大腦和其他器官造成損傷。

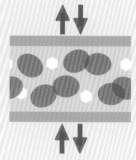

正常的血壓

在心臟泵送血液使其循環時，動脈血管壁會擴張和收縮。

「隱藏」的鹽

許多人並沒有意識到他們吃下太多的鹽，因為我們飲食中有75％的鹽已經存在於加工食品和預製食品中。像是醬油、加工肉品，以及許多零食和即食餐點等食品的鹽含量很高，一點都不令人意外。但鹽也存在於你意想不到的食物裡，像是甜餅乾和蛋糕，還有那些你會經常食用的食物，例如麵包和早餐穀片。甚至連鹽水浸漬的蔬菜罐頭都含有大量的鹽——如果你無法購買新鮮蔬菜，你最好選擇冷凍的，因為冷凍過程並沒有使用鹽。

鹽含量在類似產品中會有差異，所以請檢視標籤。標籤上列出的可能是鹽或鈉含量；將鈉含量乘以2.5倍就能得到鹽含量。

減鹽：

- 目標是逐漸減少鹽的攝取——我們的味蕾會適應鹽的攝取，所以隨著時間過去應該會愈來愈容易。檢視食品標籤，並盡可能選擇鹽含量較少的產品。
- 嘗試用藥草和香料來調味；準備足夠的乾燥藥草與香料以方便取用。
- 在餐廳用餐時，要求你的餐點在製備時不要加鹽。

該吃多少鹽？
英國健康指南建議每日最高攝取量如下：

< 1 歲	< **1克**
1-3 歲	< **2克**
4-6 歲	< **3克**
7-10 歲	< **5克**
11歲以上及成人	< **6克**

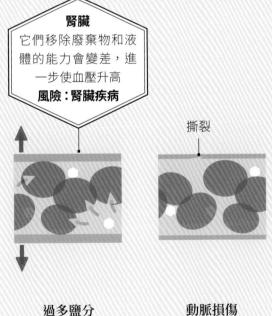

腎臟
它們移除廢棄物和液體的能力會變差，進一步使血壓升高
風險：腎臟疾病

腦
變狹窄的動脈中的血栓會導致缺氧
風險：中風、暫時性腦缺血 (T.I.A.；小中風)

撕裂

心臟
心臟會因過度工作而肥大或部分區域受損
風險：心臟病突發、心臟衰竭

過多鹽分
身體對過量鹽分的反應是將水分保留在血液裡，使得施加在動脈上的血液體積和壓力增加。

動脈損傷
最終壓力會使動脈血管壁變得狹窄、撕裂和硬化，減少血液的流動。

受限
動脈損傷使膽固醇更容易積聚在損傷處，造成會限制氧氣的栓塞。

咖啡因對我一定沒有好處吧？

咖啡因是全球最常被攝取的精神活性物質（psychoactive substance），
但是我們可以隨心所欲地攝入咖啡因嗎？

咖啡因天然存在於咖啡、可可和茶等植物中，並且會被添加在一些飲料、食品與藥物中。咖啡因可藉由刺激中樞神經系統和阻斷腺苷（一種能降低心律和促進睡眠的分子）來提高警覺性。

適量攝取咖啡因，也就是大約一天300-400毫克，即3-4杯咖啡，能帶來有益的影響，包括降低心臟病的風險和提升專注力。許多研究顯示，咖啡因對運動表現有幫助，例如在進行高強度間歇訓練前攝取咖啡因能提高代謝率和肝醣（燃料）的儲存。研究也顯示（雖然並不是那麼確鑿），咖啡因可能有助於緩解頭痛和偏頭痛。大多數的研究都是以咖啡為本，咖啡中也含有抗氧化物和鉀，而已知鉀有助於降低血壓。

我會不會喝太多了？

每天攝取超過600毫克咖啡因，可能會引起焦慮、胃部不適，還會使血壓升高；頻繁的攝取可能會使大腸激躁症的症狀惡化。如果在就寢前不到六小時攝取，咖啡因可能會擾亂睡眠；還可能會刺激尿意。孕婦應該將咖啡因的攝取量限制在每日200毫克，這是因為咖啡因與嬰兒出生體重不足及流產有關。儘管這個議題仍有一些科學上的爭議，但世界衛生組織仍將咖啡因成癮認定為一種臨床疾病。對咖啡因會產生的反應差異很大，不過多數人都能安全地適量飲用。

腎上腺素激增： 攝取咖啡因會讓大腦活動增加，刺激腎上腺素的釋放和一系列的「戰或逃」效應。

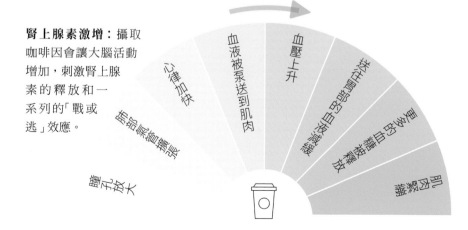

瞳孔放大　胃部酸度增加　心律局快　血液被泵送到肌肉　血壓上升　肝臟釋放更多的葡萄糖　更多的精液被釋放　肌肉緊繃

咖啡因的來源

咖啡因存在於許多產品中。這些是一部分以毫克計的標準含量。

95–125
240毫升
咖啡

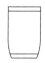

91
240毫升
能量飲料

42
330毫升
健怡可樂

26
240毫升
紅茶

16
20克
黑巧克力

酒精有任何益處嗎？

雖然適量攝取酒精可能有一些正面的健康影響，但過量飲酒的風險已是確定的事實。

———

酒精沒有任何值得被納入飲食裡的營養效益。數項研究已發現，適量攝取任何種類的酒精與較低的冠狀動脈心臟病（冠心病）發病風險有關，然而適量的定義有很大的差異。

紅酒可能含有被稱為多酚的有機化合物；多酚的抗氧化與抗發炎特性，可能對心血管疾病、神經退化性疾病、癌症和肥胖症，具有預防及（或）治療的效果。紅酒的多酚含量比白酒高約十倍。比較結果發現，相比於德國或俄羅斯等飲用較多啤酒或烈酒的國家，心臟病的發生率在法國等飲用紅酒的國家較低（不過飲用紅酒的國家通常飲食也較為健康，同時這項比較是基於適量攝取的標準）。

最大攝取量

英國的每週酒精建議最大攝取量是14個單位；一杯25毫升一口杯的烈酒是1單位，一杯125毫升的紅酒是1.5單位，而1品脫高酒精度的啤酒或拉格啤酒是3單位。烈酒、紅酒，還有啤酒中的標準酒精含量分別是35-40%、12%和5%。

重度且長期的飲酒，可能導致健康方面的問題，包括血壓升高、心臟病、肝臟疾病和抑鬱。酒精也會刺激食欲，一項調查顯示，80%的人並不清楚一杯紅酒的熱量有多少。

喝酒的方式也很重要。一項研究發現，在一週的時間內，連續四天或四天以上每天飲用大約一杯酒，比在一至兩天內喝下相同分量酒的死亡率低。要減少攝取量，將目標設定為一週有幾天是無酒精日。

酒精中的熱量： 在未加調酒用飲料的情況下，烈酒每份的熱量最低。

61

蘭姆酒

一口杯
（25毫升）

110

伏特加

一口杯
（25毫升）

61+93

琴湯尼

（琴酒＋通寧水的調酒）一杯（25毫升＋150毫升）

160

紅酒

1杯
（175毫升）

182

啤酒／淡愛爾啤酒

1品脫

216

蘋果酒

1品脫

超級食物能拯救我嗎？

所謂的「超級食物」（superfoods）似乎無所不在，從社群媒體到超市的貨架，還不斷有新商品上市。這些食品究竟是炒作，還是健康到足以引起我們的關注——以及它們的價格如何？

———————

沒有任何食物能彌補不健康的飲食或防止疾病。所謂的「超級食物」具稱能提供特定的健康益處或促進身心健康——實際上，這是一個用來誘惑我們購買更多各式各樣、聽起來有異國風情食品的行銷用語。看來十分有效：光是在2015年，標示為「超級食物」、「超級穀物」或「超級水果」的新產品數量，就增加了三分之一。

通常被冠上「超級」的食物，例如螺旋藻和枸杞，可以提供豐富的營養：100克新鮮胡蘿蔔含2.5毫克維生素A，而100克乾枸杞則含有4毫克維生素A。研究表明，這些食物中的綜合植化素和大量的營養，有助於改善整體健康、支持免疫系統、透過增加血清素來調節情緒，以及更多益處。不過，上述許多結論來自於動物研究。

還有一件值得牢記在心的事就是，任何營養素我們都只能吸收一定的量。甚至一般認為的超級食物，也只有在做為均衡飲食的一部分適量攝取時，才有益處。在攝入前與你的家庭醫師確認；舉例來說，薑黃和薑黃素會使膽汁分泌增加。

「超級食物」的價格

這些食物通常比營養相近的一般水果和蔬菜昂貴許多。舉例來說，100克木瓜含有61毫克維生素C，而100克甜椒則含有77.6毫克，一杯全脂牛奶所含的鈣明顯高於100克螺旋藻。雖然按重量計算，枸杞所含的維生素A比胡蘿蔔更多，但在一個星期中，你吃下的胡蘿蔔可能會更多——並因此可以在花費更少的情況下，攝入同樣多甚至更多的維生素A。本書寫作的時候，每100克枸杞在一家英國超市裡的價格比100克的胡蘿蔔貴四十倍。

除了價格昂貴，像是枸杞、巴西莓、螺旋藻和奇亞籽等食物可能很難找到。購買更容易取得的替代品，能有助於抵消一部分從全球各地進口食物造成的環境問題。

奇亞籽

如果放進健康飲食內，並食用正確的量，奇亞籽會是纖維、鈣和磷的來源。

替代品

亞麻籽、芝麻

螺旋藻

含 omega-3、omega-6 脂肪酸及鐵，據說螺旋藻具有抗氧化物和抗發炎的特性。

替代品

全脂牛奶

巴西莓

由於它們短暫的保存期限，通常會以冷凍狀態或粉狀販售，這些莓果含有抗氧化物和纖維。

替代品

藍莓、蔓越莓

薑

薑被認為有抗發炎和抗氧化物的效果，不過研究還很有限。

替代品

無

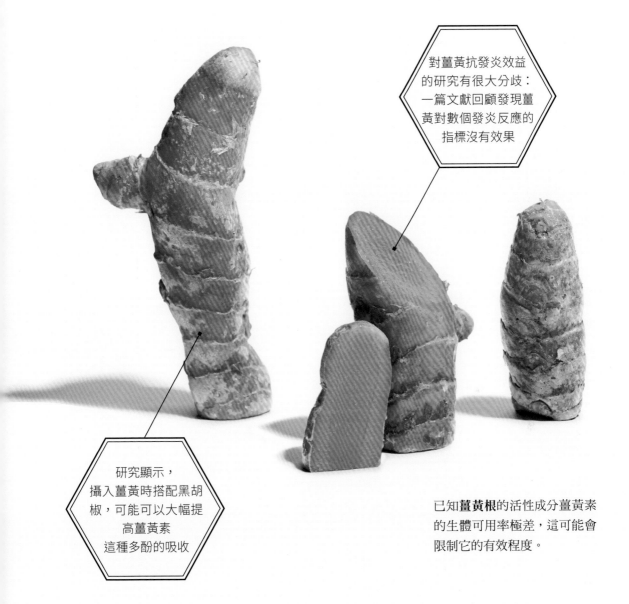

對薑黃抗發炎效益的研究有很大分歧：一篇文獻回顧發現薑黃對數個發炎反應的指標沒有效果

研究顯示，攝入薑黃時搭配黑胡椒，可能可以大幅提高薑黃素這種多酚的吸收

已知**薑黃根**的活性成分薑黃素的生體可用率極差，這可能會限制它的有效程度。

枸杞

枸杞富含類胡蘿蔔素，具抗氧化物的作用，還對視力和黃斑部病變有益。

替代品
番薯、胡蘿蔔

酪梨

這種水果是單元不飽和脂肪酸（與有益於血液中膽固醇有關）、維生素 E 和纖維的來源。

替代品
香蕉

木瓜

研究顯示，木瓜的抗氧化物類胡蘿蔔素，尤其是茄紅素特別容易吸收。

替代品
甜椒

薑黃

通常以粉末形式攝入，薑黃含有可能具抗發炎效果的多酚薑黃素。

替代品
無

有機對你比較好嗎？

現在有許多人認為有機食物比一般食物更安全、更健康，而且更美味。還有人說有機食品對環境更好，而且能改善動物福利。你可能要為有機標籤多付出兩倍的金錢，但這是否都是行銷話術呢？

———————

有機農產品的焦點，通常是以環境的永續和人類福祉為基礎。不難理解有機食品為何會被視為更健康的食物，未被人類破壞的野生動物與自然的形象，能在我們的想像中描繪出一幅生動畫卷，讓我們看見我們所吃的食物與世界和諧共處的樣貌。

人們會願意為了這個理想付出更多金錢。有機食品的價格昂貴，因此雖然我們當中的特權階級可能有能力採購有機食品，但對許多人來說，這根本不在選擇範圍內。

關於有機食品的證據

儘管或許有具聲望的研究發現有機食品中含有更多營養素，但也有更多其他研究顯示，並沒有足夠證據建議選擇有機而不是非有機的商品會更有益於健康或安全。一篇收錄233項研究的文獻回顧做出總結，認為沒有強有力的證據顯示有機食品的營養價值明顯高於以常規方式耕種的食品。這也是英國食品標準局（FSA）的結論，雖然他們的調查只有納入11項研究。（英國食品標準局公開支持消費者的選擇，並不支持或反對有機食品。）

有機食品有少許營養方面的差異，但這些差異很微小，在整體健康方面不會造成明顯差別。已發現有些有機產品的含磷量稍高、但蛋白質含量較低。有機牛乳的omega-3脂肪酸、鐵還有維生素 E 含量可能比非有機牛乳高，但同樣地，像是硒和碘等其他營養素的含量較低。

眾所周知，農業研究的結果差異極大。食物的營養成分取決於如此多的因素，包括土質、氣候條件，還有作物收穫的時間（世界各地的情況皆有所不同）。乳製品和肉類的成分還會受到遺傳差異，以及餵養動物所用的飲食影響。甚至製造和處理食物時產生的天然差異，都會使得比較變得困難重重。因此，這些研究的結果必須謹慎地解讀。

說到底，與食用以常規方式耕作的食物相比，沒有強有力的證據能證明食用有機食品能帶來額外的健康效益。

有機認證

有機農業受到限制使用人造化學物質、荷爾蒙、抗生素、添加劑，以及基因改造生物等法規的約束。

只有有機殺蟲劑可以使用。舉例來說，歐盟有機標章只有在一項產品的原料有 95% 都符合這些標準時才能使用。在英國，有機食品也可經英國土壤協會進行認證授與標章。農產品必須同時符合歐盟的規定，以及保護動物、人和環境的更高標準。

殺蟲劑

　　常規方式的耕作需要藉助化學殺蟲劑。雖然整體而言它們是安全的，我們還是被建議在食用農產品前要先清洗，以去除殘留的殺蟲劑。部分研究認為，幼年時期大量暴露在殺蟲劑下可能會使認知發展受損，但研究結果不一。

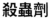

甜菜葉
含有鈣、鎂和鐵

甜菜根
甜菜根含有葉酸和
類胡蘿蔔素

營養滿點　無論是以傳統方式或有機耕種的方式生產，未經加工、隨時可以直接烹煮的食物都蘊含著豐富的營養。

如果我正在運動，該改變我的飲食嗎？

對於更加認真投入健身的人來說，可以從頂尖運動員的運動營養中學習：
根據你個人的訓練目標食用健康均衡的食物種類。

碳水化合物是任何運動的主要燃料；它能提升肌力和耐力、延緩肌肉疲勞並加速恢復，這代表受到的傷害更少。碳水化合物會被轉化為葡萄糖，多餘的葡萄糖會以肝醣的形式儲存在肝臟和肌肉，提供立即可用的能量。訓練的時間愈長和（或）強度愈大，肝醣減少得愈快，而疲勞就會到來。耐力訓練加上蛋白質能使肌肉增長，

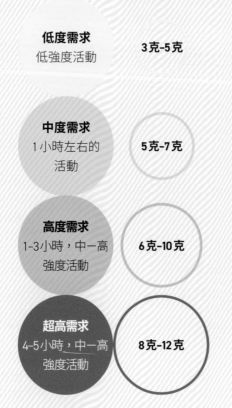

每日碳水化合物需求：根據你個人的活動量，以克／每公斤體重為單位來測量的。

低度需求　低強度活動　3克-5克

中度需求　1小時左右的活動　5克-7克

高度需求　1-3小時，中一高強度活動　6克-10克

超高需求　4-5小時，中一高強度活動　8克-12克

但若沒有足夠的碳水化合物，蛋白質反而會被當成能量使用。進行訓練可能會使食欲增加，因此很容易讓你吃得比身體的實際需求還多。

脂肪

在被肌肉使用前，膳食脂肪必須先被轉化成脂肪酸；在像是長跑等低強度耐力運動過程中，肝醣儲存將要耗盡時用來做為支援的燃料。可被使用的速度較慢，也是你在訓練前應該避免攝入脂肪的原因。整體熱量攝取量的至少20％應該來自健康的脂肪。

蛋白質

蛋白質的主要角色是用來建構和重構肌肉。將目標放在每天每公斤體重攝取1.2-2克蛋白質：耐力訓練時要能達到較低範圍，而力量訓練時則要達到較高範圍。選擇較瘦或低脂的食物，例如去皮的雞肉和優格；從食物中吸收蛋白質會比從營養補充品中吸收更有效率。

能量均衡

你的飲食未能達到能量需求的跡象，包括疲勞、睡眠品質不佳，以及排便不規則。

補充水分的重要性有多高？

適度的補充水分在運動前、中、後都是必須的，否則身心表現都可能受到影響。

———————

當身體未獲得足夠的液體時，血液會變濃稠，使心臟的工作效率變差，還會使心博速率加快。雖然一部分汗水的流失不會影響你的鍛鍊，但超過一定程度後，液體和鈉的流失可能會對你的表現產生高達20％的影響。你可能會感覺疲倦，而且一切都變得更為困難。

補充水分區

研究顯示，當你開始訓練時，適當的補充水分最有可能讓你獲得最佳表現。訓練前約兩小時先喝下400-600毫升水能讓身體有時間排出你不需要的廢物，並且補足任何之前的不足。

男性每日飲水量應該在2公升左右，女性則是大約1.6公升，但你在訓練時可能會流失1.5-4公升的水分。運動前後分別秤量體重，看看你的體重因為液體流失而使下降多少，將任何運動過程中攝取的液體計算在內。讓體重下降的目標維持在你體重的2％以內；如果開始鍛鍊前你的體重是65公斤，結束鍛鍊時你的體重應該不低於63.7公斤。這就是你的「補充水分區」。

運動過後，每1公斤體重的水量流失，以在大約一小時的時間內，慢慢喝下1.2-1.5公升的水來補足（多出的0.2-0.5公升水用來補償增加的排尿量）。食物或飲水中加一點點鈉（鹽）有助於液體的保留。

喝太多水會導致低血鈉症，也就是血液中鈉含量異常低，這可能會引起昏厥和痙攣。請注意，低血鈉症的症狀（包括昏昏欲睡、頭暈目眩，以及反胃噁心）可能與脫水相似；如果這些症狀持續發生，請尋求醫療照護。

腎臟

膀胱

補充水分和腎臟： 充足的水分有助於血液將營養送到腎臟，並讓腎臟能夠將廢棄物以尿液的方式排出。

補充水分與血液

———————

血液中的水會在血球細胞和血漿中流動，這個過程稱為滲透作用——水分會流向鈉濃度最高的地方，以平衡它們的鈉濃度。

鈉　血漿內的水　血球細胞

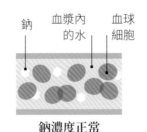

鈉濃度正常

當我們水分充足時， 血漿和血球中的鈉含量就能達到平衡，進而確保兩者間的壓力是平均的，並能支持正常的血容量和供血。

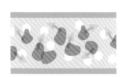

高血鈉症

如果我們水喝得不夠多， 血漿裡的鈉含量會升高；相對應地，水分會從細胞流出進入血漿，導致細胞皺縮。症狀包括極度口渴和疲乏。

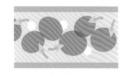

低血鈉症

如果我們太快喝下太多水， 血液中的鈉含量下降，滲透壓會讓水從血漿流入細胞內。細胞會漲大，導致「水中毒」。

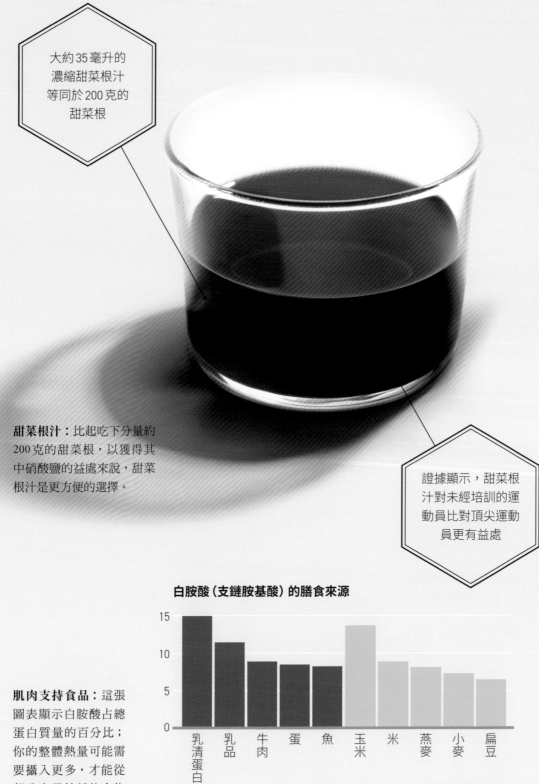

大約35毫升的濃縮甜菜根汁等同於200克的甜菜根

甜菜根汁：比起吃下分量約200克的甜菜根，以獲得其中硝酸鹽的益處來說，甜菜根汁是更方便的選擇。

證據顯示，甜菜根汁對未經培訓的運動員比對頂尖運動員更有益處

白胺酸（支鏈胺基酸）的膳食來源

肌肉支持食品：這張圖表顯示白胺酸占總蛋白質量的百分比；你的整體熱量可能需要攝入更多，才能從部分含量較低的食物中獲得白胺酸。

乳清蛋白　乳品　牛肉　蛋　魚　玉米　米　燕麥　小麥　扁豆

圖例　■ 動物性白胺酸　■ 植物性白胺酸

我需要運動營養補充品嗎？

如果你定期長距離跑步或騎腳踏車、在健身房鍛鍊肌力，或以其他方式刻苦訓練，在健康、均衡的飲食中增加一些營養補充品，可能是填補營養空缺、在鍛鍊日獲得額外能量，提升表現的好方法。

————

對大多數以休閒心態上健身房或從事運動的人來說，營養補充品並非必需；它們可能只會在你採行低熱量飲食或無法達到你的營養需求時，占有一定的比例。更激烈的運動會使身體對特定營養素的需求增加，但是國際奧林匹克委員會表示，即使是頂尖運動員，在大多數情況下透過攝取均衡飲食應該就能夠達到他們的需求。在加強表現方面，營養補充品可能會是有用的添加品，不過過量使用可能會導致胃痛、反胃和便祕。

甜菜根汁

甜菜根能讓血液中的硝酸鹽含量增加，這有助於血管的擴張並調節血壓，好讓更多營養素和氧氣能在運動期間被送達肌肉，讓你能在更長時間內維持更大的力量。甜菜根汁應該在進行訓練前的二至三小時飲用。像是菠菜、芝麻菜、青花菜，還有高麗菜等蔬菜，也含有硝酸鹽。

支鏈胺基酸（BCAAs）

這些支鏈胺基酸存在於蛋白質當中；白胺酸和異白胺酸能支持肌肉的生長和修復，以及細胞的葡萄糖攝取，為身體和大腦功能提供能量。活動量大的人每天每公斤體重需要1.2-2克蛋白質；支鏈胺基酸的食物來源有很多，包括肉類和蛋，然而植物性的來源應該差異很大（參見第128-129頁）。

身體每餐會將1-3克的白胺酸，也就是20-40克蛋白質用在肌肉的合成上（每公斤體重從0.25-0.4克蛋白質不等，視活動量而定）。儘管隨著時間增長，營養補充品也能支持肌肉的生長，不過食用更多蛋白質是比較便宜的。

蛋白粉

只有那些有高能量需求的人需要蛋白質的營養補充。乳清蛋白由牛乳衍生而來；證據顯示乳清蛋白是運動後攝取的最佳蛋白質類型，比起其他像是酪蛋白或大豆蛋白，乳清蛋白能更快被身體吸收。（植物性營養補充品是由大豆、豌豆和米組合而成。）儘管乳清蛋白也是白胺酸的良好來源，但與食用正常、均衡的飲食相比，研究並未發現有任何證據顯示攝入乳清蛋白二十四小時後，肌肉有更明顯的增長。

肌酸

肌酸存在於肌肉細胞中，已證實肌酸的營養補充品在增加肌力和力量，尤其是牽涉到需要爆發性動作的活動方面是有效的。紅肉、魚和家禽只含有少量肌酸，因此營養補充是提升運動表現，以及素食者和純素食者的一個選項。在許多可取得的類型中，水合肌酸（creatine monohydrate）似乎是一個有效的選擇。

我該在運動前的什麼時候進食？

就好像你不會在燃料量極低時開始一段長途車程一樣，你或許需要在訓練前把你的個人油箱加滿，以獲得鍛鍊的最佳效果。

———

你的目標是在開始訓練時，從碳水化合物中儲存足夠的肝醣，以用來維持整個訓練過程的表現。如果你每天第一件事就是運動，肝臟裡的肝醣很快就會被消耗殆盡，但如果你的飲食含有足夠的碳水化合物，還會有部分肝醣留存在肌肉中（參見第78-79頁）。在飽腹狀態下運動可能會讓人感到不舒服，因為血液會被引導離開你的消化系統。

運動前

一般共識是只要可能，在鍛鍊前2-4小時吃一餐。一頓鍛鍊前的理想餐點主要是碳水化合物搭配一些蛋白質和一點點脂肪；舉例來說，鮭魚、白米飯，還有用橄欖油烤的蔬菜。如果你很早開始訓練，沒有時間或胃口，試試前一天晚上吃一頓有更多碳水化合物的餐點。如果你的鍛鍊速度更快，或者需要補充能量，運動前1-2小時的零食（例如白吐司和蜂蜜，或是水果沙拉）能提供大量能量做為燃料，而且能很快地被吸收。如果距離運動不到1小時，將進食限制在飲用像是果昔或運動飲料等液體。嘗試為你的活動、時間表和消化作用，找出最佳時機。

運動中

水分應該要能滿足45-75分鐘的訓練需求。1小時後，你可能有2個小時的時間需要每小時攝入大約30克碳水化合物，接下來的2-2.5小時增加到每小時60克。凝膠和運動飲料能幫助維持血糖濃度，不過可能會在像是長跑等耐力活動中引起胃部不適；採用適合你的方法。

30克
碳水化合物
＝

1根大的香蕉

1根穀類營養棒

1包碳水能量凝膠

500毫升
等滲透壓運動飲料

香蕉是鉀的豐富來源，鉀有助於身體儲存碳水化合物，但鉀會透過汗水流失

運動完立刻進行補充會更好嗎？

你訓練的頻率愈高、強度愈大，運動後補充液體和能量以避免肌肉疼痛、疲乏和表現不佳，就愈加重要。

———

鍛鍊後

要獲得碳水化合物和蛋白質，水果果昔搭配燕麥、優格和牛奶是很理想的

儘管專家們不再相信必須在「代謝窗口」的30分鐘時間內補充能量，但對業餘運動員來說，在運動後數小時內補充能量可能是個好主意。在這段時間裡，肝醣補充的速度是正常速度的150％，而肌肉細胞的細胞膜變得更通透，讓它們得以吸收更多的葡萄糖，使肝醣濃度恢復的速度更快。

碳水－蛋白質的平衡

恢復食物應該包含用來補充肝醣的高品質碳水化合物，以及能有效重新補充水分的液體和電解質。除此之外，鍛鍊後加上少量蛋白質搭配碳水化合物，已被發現比只有碳水化合物，能更有效地促進肝醣的恢復。調味奶、果昔，還有水果優格全都符合需求。根據你個人的身體組成和能量需求來選擇脂肪和糖的含量。

如果你的訓練主要是以肌力為主，或者如果你正進行高強度訓練，有證據顯示，在鍛鍊後的餐點或零食中加入15-25克蛋白質，能減輕肌肉痠痛，並促進肌肉的修復。（一份150克的毛豆能滿足這個需求。）

要不然就依循你對食物的偏好、食欲，以及運動後胃部的舒適度來選擇食物，並在你感覺飢餓時進食。優先考慮整體的每日能量及巨量營養素攝入；假如你在24小時內攝取足夠的熱量、碳水化合物和蛋白質，你的肌肉應該能在再次運動前恢復（參見第78-79頁）。

運動會讓我體重減輕得更快嗎？

快速減重是一個普遍的目標，雖然一般說來，減重發生得愈快，減重效果愈無法長期維持。如果你已經在限制熱量，那麼運動會是長期成功減重不可或缺的嗎？

———

運動能燃燒多餘的熱量，而消耗的能量比我們攝入的更多時，就會發生能量短缺，進而導致體重減輕。然而事實上，運動不能保證可以減少身體的脂肪。原因之一可能是不切實際的期望；一項研究發現，人們預期運動時燃燒掉的脂肪量會比實際值高估二到三倍。

運動和代謝

數項調查已顯示個人對運動的反應存在著巨大的差異——這是因為運動影響食欲的效果，取決於你的荷爾蒙、身體脂肪含量，還有代謝。我們攝入能量最大的一部分是用在什麼事都不做時的基礎生理功能上——也就是你的靜止代謝率（RMR）。包括運動在內的身體活動會用去10-30%的能量，所以作用有限。快速減重可能會導致肌肉流失，並使你的代謝率變慢（參見第

92-93頁）。因為肌肉會消耗更多能量，進行一些能鍛鍊肌肉的重量訓練，可能有助於抵消前述狀況——前提是如果你沒有攝入額外的熱量。睡眠品質和壓力，也會影響食欲和活動量。

我可以只運動就好嗎？

研究發現，雖然有氧運動（心肺運動；cardio）能燃燒脂肪，但飲食對減重的影響比運動更大。運動與飲食的結合在短期和長期看來，似乎都更為有效。無論如何，運動對維持較輕盈的體重都是有益的；體重維持輕盈達五年的人表示他們每天都會運動。

規律運動帶來的許多長期健康效益，是毋庸置疑的。這些效益包括心臟病、大腸癌、憂鬱症，還有早逝的發生風險，都明顯下降。

能量平衡公式　減重需要能量平衡為負，吃進的熱量要少於被靜止代謝率、運動、其他非運動性熱量消耗，以及食物生熱效應（也就是用於消化食物的能量）所消耗的能量。

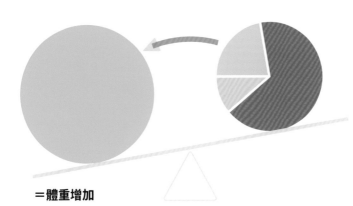

＝體重增加

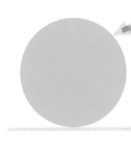

停滯
（體重控制）

計算你的熱量需求

為了大致瞭解你身體的日常能量需求，首先要計算出你的靜止代謝率，然後乘上適當的活動係數。

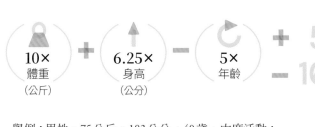

舉例：男性，75公斤，183公分，40歲，中度活動：
$(10×75) + (6.25×183) - (5×40) + 5 = 1,680$ 大卡
1,680 大卡 $×1.55 = 2,604$ 大卡

＊根據哈里斯－班乃迪克公式計算

一項研究定義成功的減重，是減去初始體重的至少10％，並維持一年。這表示最好的方法是慢慢增加運動的量和強度，使運動成為一種愉快的生活習慣，讓你的身體有時間去適應。

積極生活

非運動性熱量消耗（non-exercise activity thermogenesis, NEAT），是當我們不在睡眠、進食或運動時所花費的能量。每天在行為上做出的小改變，例如站著閱讀或走樓梯，都能增加非運動性熱量消耗。一項研究文獻回顧甚至預測，較高程度的 NEAT 活動（比如說清洗窗戶）每天可能可以多燃燒高達 2,000 大卡。但是因運動引起的疲乏，也可能會減少非運動性熱量消耗。

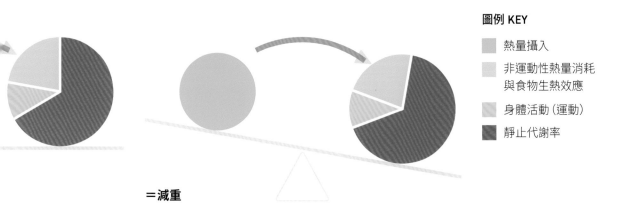

圖例 KEY

- 熱量攝入
- 非運動性熱量消耗與食物生熱效應
- 身體活動（運動）
- 靜止代謝率

＝減重

哪一種運動燃脂效果更好？

身體的脂肪分布在肌肉內、器官周圍還有皮下，這代表你無法針對身體的特定區域進行鍛鍊。不過，你可能聽說過，某些類型的運動燃燒脂肪的效果更好——真的存在這樣的捷徑嗎？

在以走路或匀速跑等低強度方式鍛鍊時，你的身體主要會燃燒脂肪做為燃料。在健身房裡，有氧運動器材，如划船器和踏步機上的心率圖表通常會標示出「燃脂」區。維持在這個區域會讓你的心率和運動強度，保持在相對低的狀態。這能讓你燃燒消耗更多儲存在身體內脂肪的熱量，而非肌肉和肝臟中的肝醣及血液中的葡萄糖（兩者都衍生自碳水化合物）。無論如何，在你能安全掌控的狀態下，透過盡可能長時間且頻繁的高強度鍛鍊，整體上能燃燒更多熱量——並因此減去更多的體重（加

上飲食輔助，讓你處於能量赤字；參見第84-85頁）。

空腹有氧運動

有氧運動，例如騎自行車、健走、跑步與有氧舞蹈，都能加快你的心跳。部分研究顯示，空腹進行有氧運動能增加脂肪燃燒的速率，由於肝醣儲存被耗盡的關係，身體會從脂肪獲取更多能量。不過，這可能會造成肌肉組織的分解和食欲增加。

間歇訓練

將爆發式高強度運動例如衝刺短跑，與強度較低的活動間隔穿插組合的鍛鍊方

目標心率

為確保你以目標強度進行鍛鍊，用你的食指和中指測量脈搏，數30秒，
乘以2就是你的心博速率（單位是下 / 分鐘；BPM）。

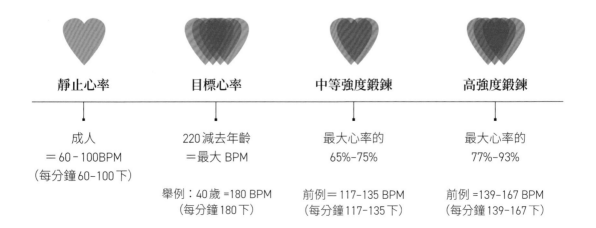

靜止心率	目標心率	中等強度鍛鍊	高強度鍛鍊
成人 ＝60-100BPM （每分鐘60-100下）	220減去年齡 ＝最大 BPM 舉例：40歲 =180 BPM （每分鐘180下）	最大心率的 65%-75% 前例＝ 117-135 BPM （每分鐘117-135下）	最大心率的 77%-93% 前例 =139-167 BPM （每分鐘139-167下）

式，通常被認為比保持持續中等強度的鍛鍊，例如慢跑，在燃燒脂肪方面更為有效。不過，2017年針對三十一項研究進行的分析發現，高強度間歇訓練與持續中等強度訓練，在身體脂肪的減少方面有相似的結果——而且維持更長時間中等強度的鍛鍊節奏，會比短時間的間歇訓練更有益處。

整體而言，證據顯示間歇訓練在改善總體健康，以及呼吸與心血管健康方面的作用，更優於用來燃燒脂肪——除非你能持續得夠久。

轉換強度

在你的訓練中混合不同的強度是明智的，這可以讓訓練保持有趣並避免受傷。雖然重量阻力訓練是用來讓肌肉增長，而不是用來燃燒脂肪，但在不鍛鍊時，擁有更多的肌肉能促進脂肪燃燒得更好（參見第84-85頁）。

脂肪與肝醣的利用：雖然實際的使用取決於你進行任何運動的強度與個體的健康，概括來說，某些活動會傾向於燃燒更多脂肪儲存以獲得能量，而非消耗肌肉中的肝醣。

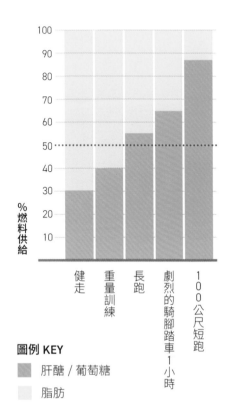

圖例 KEY

肝醣／葡萄糖

脂肪

圖表內標示：藉由將你的心率保持在這個範圍，你將會優先使用你的脂肪儲存來獲取能量

選擇訓練強度：脂肪燃燒的理想範圍是在最大心率的65％-85％左右進行鍛鍊。能量，而非消耗肌肉中的肝醣。

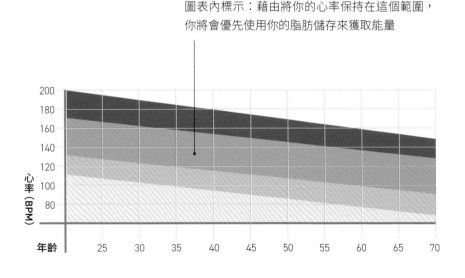

圖例 KEY

無氧的（肌肉增長）

有氧的（燃燒脂肪）

耐力訓練

熱身

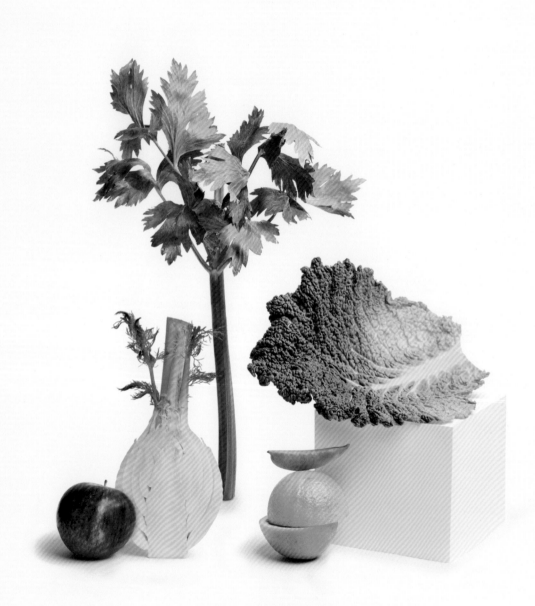

我應該節食嗎？

苗條是件好事嗎？

「苗條」，只是關於我們的身體看起來應該如何的許多文化概念之一。
但如何達成這些理想與擁有健康的體重之間，不必然具有關聯性。

———————

身體的尺寸和體型，並不總是健康與否的最佳指標。飲食不健康而且很少運動的人，可能天生體內脂肪就比身材高大、過著健康生活方式的人還少。科學家們已經辨識出常見於肥胖症患者身上的特定遺傳變異，而在2019年，研究人員發現，肥胖者的基因風險評分比那些體重「正常」的人更高。

大量的證據顯示，如果相對於你的體重和體型，你身體的脂肪含量不高，就不太可能會發生長期健康狀況不佳的情況。舉例來說，體重過重可能會讓你發生第二型糖尿病的機率增加三倍（肥胖症患者會增加七倍），而中年過重的人罹患阿茲海默症的風險會增加35％。肥胖症是睡眠不良、關節和骨骼問題、慢性非傳染性疾病（如癌症）和冠狀動脈心臟病，以及心理健康失調的風險因子。與之對比，健康體重個體的生育力會有所改善，而且懷孕的機率也大幅增加（參見第182頁）。

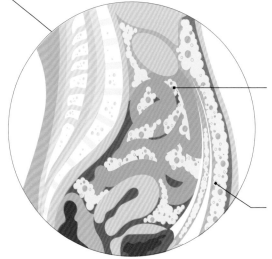

體內器官周圍的**內臟脂肪**，是許多慢性病症的風險指標

皮下脂肪位於皮膚正下方，是肉眼可見的

外表的「苗條」：過多的腹部脂肪可能會因遺傳、生活方式和飲食而累積，即使某些人的體重似乎是健康的也一樣。

身體質量指數（BMI）的測量

身體質量指數（BMI）表示體重相對於身高的比例；不過非常健康的人，例如職業英式橄欖球球員，可能會因為肌肉與脂肪的比例較高，而使身體質量指數呈現不健康的狀態。BMI 的計算方式是體重（公斤）／身高平方（公尺平方）：例如，96 公斤／（1.85 公尺 × 1.85 公尺）＝ 28。

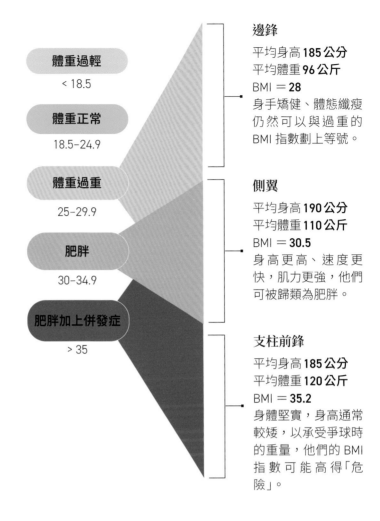

體重過輕
< 18.5

體重正常
18.5–24.9

體重過重
25–29.9

肥胖
30–34.9

肥胖加上併發症
> 35

邊鋒
平均身高**185公分**
平均體重**96公斤**
BMI ＝ **28**
身手矯健、體態纖瘦仍然可以與過重的 BMI 指數劃上等號。

側翼
平均身高**190公分**
平均體重**110公斤**
BMI ＝ **30.5**
身高更高、速度更快，肌力更強，他們可被歸類為肥胖。

支柱前鋒
平均身高**185公分**
平均體重**120公斤**
BMI ＝ **35.2**
身體堅實，身高通常較矮，以承受爭球時的重量，他們的 BMI 指數可能高得「危險」。

「健康」體重

「健康」和「過重」有不同的衡量標準。BMI（身體質量指數）被醫事人員廣泛使用，與各種疾病和慢性疾患有密切關係。然而，BMI 並不能反映身體中的脂肪量或肌肉量、骨骼重量，或文化因素、年齡，以及性別（女性通常有更多脂肪）。腰圍是另一個常用的測量單位，因為過量的腹部脂肪會使與肥胖症相關的疾病發生風險增加：這代表男性腰圍超過40英寸（101.6公分），未懷孕女性腰圍超過35英寸（88.9公分）。儘管 BMI 和腰圍都被用來篩檢潛在的風險，但它們並不是診斷工具。

與使用體重或 BMI 等衡量指標來定義健康不同，「大小尺碼一樣健康」（health at every size）將重點放在不考慮體型、可持續促進健康的行為上。提倡這個方法的人主張，對體重中立（不考慮體重）的方法更健康，因為它避免了反覆節食可能帶來的有害影響，例如更高的早逝風險和精神心理上的痛苦。說到底，營養和健康都是屬於需要理解和同理心的社會經濟議題。

我可以減掉的體重有限制嗎？

許多研究發現，當一些人試圖減重的時候，他們的身體似乎會緊抓著脂肪不放，從而無法達到目標體重或長時間維持目標體重。至今科學家們都還無法瞭解這種情況發生的確切原因。

———————

對許多人來說，減重的嘗試在一開始是有用的，然後他們會遇到瓶頸並停滯，或是達到了目標體重，卻發現體重又再次增加，結果他們反而發胖了。一項分析29例長期減重案例的研究發現，減掉的體重有超過一半在兩年內重新恢復，而五年內體重恢復的人超過80％。

體重設定點

根據體重設定點理論，上述情況之所以發生，是因為我們的體重有一個由遺傳決定的有限範圍，我們的身體被設定成要保護這個範圍內的體重。當大腦偵測到體內脂肪量下降到低於設定值時，它會調整特定的荷爾蒙，好讓能量的燃燒更慢，同時增加熱量的攝入。（這些荷爾蒙包括脂肪細胞中幫助抑制食欲的荷爾蒙瘦體素，還有能刺激食欲的飢餓素。）隨著體重的重新恢復，體重範圍被設定得更高，以保護脂肪的儲存。科學家們認為，這些補償機制可能會持續發生作用達一年之久。有些研究也顯示，反覆節食意味著我們對關鍵荷爾蒙產生抗性，讓減重變得更加困難。

體重設定點的概念獲得重要觀察性研究的支持。但設定點理論無法解釋為何自二十世紀八○年代以來，西方族群的體重和肥胖（脂肪過剩）相對快速增加，也不能解釋為何肥胖程度隨著社經地位的不同而會有所差異。

適應點理論

這個新興的理論主張，體重會逐漸穩定在能反映我們遺傳的程度，同時這個穩定下來的體重，也能反映我們的飲食、活動、環境、生活方式，以及壓力程度等各方面的任何重大改變。有的研究同時支持這兩種理論；總體來說，這些理論代表著我們的體重有一個預先決定好的範圍，不過其他因素可能會影響或改變這個範圍。

我可以重新設定嗎？

根據現有的證據，體重減輕是可以維持的，不過循序漸進地進行會更有效。一週減去1或2磅能讓你的身體適應，而且從長遠來看是可持續的。這表示攝入的熱量要少於你用掉的，不過在某種程度上這是合乎實際的：舉例來說，你可以藉由在飲食裡加入更多蔬菜和走路通勤來做到這一點，而不需要每天在健身房花好幾個小時。研究顯示，身體活動量增加，對身體組成能帶來正面的影響，不過減重是關乎個人的，你的身體反應可能會和其他人的不一樣。

體重設定點是如何發揮作用的

快速減重可能會引發能量使用減緩、
飢餓感增加的變化，同時會使你的
體重範圍設定值增加。

到達體重設定點
體重停止減輕

代謝減緩
以保存能量

你會覺得更餓 /
更不滿足

瘦體素濃
度下降，
飢餓素
濃度上升

大腦
（下視丘偵測到
體重減輕

脂肪首先
被燃燒

攝入較少
的熱量

開始節食

你進一步限制
熱量的攝取

瘦體素進
一步減少
/ 飢餓素
增加

食欲增加

代謝進一步
變慢，燃燒的
熱量更少

向食欲妥協，
吃得更多

大腦維持緩慢
代謝率，以保障
脂肪儲存

體重增加，
體重設定點上升

更高的體重
設定點

圖例 KEY

 脂肪

瘦體素

飢餓素

代謝

食欲

能量攝入

如果節食不奏效，那什麼是有效的？

「節食」通常難以持續，一項針對十四種流行節食方案的分析發現，減輕的體重多半在十二個月後恢復。藉由瞭解觀念如何影響我們的思維，我們可以找出更有效的作法。

————

在嬰兒時期，我們與身體的飢餓訊號同步，只在我們需要時進食，但當我們年齡增長，我們被有關食物的資訊和社交壓力包圍，從而喪失了這項天生的本能。圍繞著我們與食物間關係的複雜心理，無疑在節食的失敗上有其作用，而且可能是減重的最大障礙。

研究顯示，受到限制的食客會體驗到對食物更強烈的渴望、對食物的情緒更為高漲，同時會更全神貫注在食物上。同樣地，將食物分類為「好的」和「壞的」會產生限制心態，這種心態會使對食物的渴望增加，相應地也提高了在可取得這些食物時過量食用它們的風險。把食物貼上獎賞的標籤，暗示著它們只有在努力爭取後才能食用，而這會進一步提升進食欲。設定目標也可能產生有害的心理效應，因為「偏離計畫」會引發失敗感和罪惡感，進而導致暴飲暴食。

緩慢且穩定

研究顯示，較長時間內緩慢、穩定的減重，是減少身體脂肪最有效的方法。根據一項研究指出，持續堅持一種節食方法——而不是遵循特定種類的飲食法——是成功體重管理的關鍵。與其冒著感到疲乏和對食物渴求的風險刪去整頓飯，不如將目標放在控制你每頓飯的分量，並在正餐之間選擇較健康的零食。飲食更多樣化也被認為能增強減重效果；每天嘗試不同類型的餐點和蔬菜。

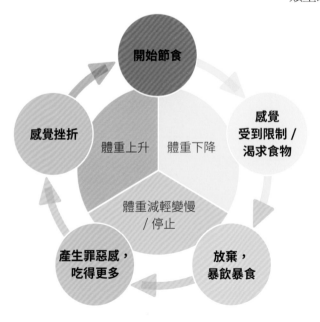

心理節食循環
節食會讓人產生成功或失敗的心態，進而導致可能具傷害性的溜溜球式節食。

行之有效的

- 食用健康、均衡的飲食（參見第40-41頁）。
- 實行分量控制。
- 食用你喜愛的、不那麼健康的食物，只能偶爾為之。
- 傾聽你的身體：在飢餓的時候進食、飽了就停止。
- 規律運動：最好是每天30分鐘。
- 嘗試管理壓力的策略；壓力會讓皮質醇這種荷爾蒙增加，皮質醇會使血糖降低並增加對食物的渴望。
- 獲得充足的睡眠；這有助於控制皮質醇。

享用像是起司這類高熱量食品的方法，是透過將它們做為均衡飲食的一部分少量食用

除了脂肪以外，一塊拇指大小的硬質起司還能提供大約180毫克的鈣和8克的蛋白質

山羊起司、布里起司和康門貝爾起司的食用頻率，應該要低於瑞可達起司和茅屋起司等這種低脂低鹽的選擇

「壞的」食物：在試圖減重的時候，起司通常會被排除在外，但它所含的脂肪有助於讓你有飽足感，而且起司含有蛋白質、維生素和礦物質。

我要如何找到對我有效的
減重計畫？

達到並維持健康的體重意味著找出能滿足你需求的飲食方法——你可能會需要一些專業協助，而不是遵循一份正式的節食計畫、緊盯熱量不放，或者避開特定食物。

————

儘管有許多減重計畫可供選擇，我們對於一體適用的飲食不盡然會有相同的反應。一項2020年的研究深入探討了三種主要的節食計畫類型（低碳水化合物、高蛋白和低脂），得到的結論是，沒有哪一種是更有效果的，而且成效會因人而異。其他研究已證實，我們所食用食物的品質，在達成並維持健康體重方面是一項重要因素。「熱量就是熱量」並不能說明一切：我們還需要考慮每種食物的整體營養事實，和我們隨時間養成的習慣。

個人化的營養

針對量身訂製營養（bespoke nutrition）的研究相當少，但科學家們正在進行一項名為10K計畫（Project 10K）的大規模長期觀察性研究，研究參與者對不同食物的反應、他們的腸道菌群組成，以及他們是否應該配合自己的DNA進食。調查結果可能會帶來更多支持個人化營養及為更好的健康效果進食的研究。此外，理想的營養計畫應該要能為社交、滿足情感和生理需求提供彈性和空間，並有助於讓你感覺良好。這份計畫應該考慮：

- 「健康」對你來說代表什麼意義：或許是食用更多綠色蔬菜，或者就只是少吃些糖？
- 你的運動量，還有你運動的頻率有多高。
- 你的食物偏好、知識和顧慮。
- 你的生理和心理健康，包括睡眠品質、荷爾蒙功能，還有焦慮的程度。
- 來自你的社交、文化和家庭的影響。
- 實際的目標和支援。

記錄食物日誌

————

這是瞭解更多關於你個人飲食模式的好方法。食物日誌能幫助你瞭解不同的人、不同的時間、不同事件，還有你的情緒會如何影響你的進食。

食用何種食物

要明確

詳列每一次的進食，例如：「一杯茶：1茶匙糖、10毫升脫脂牛奶」。

飽足程度如何

吃飽而且感覺滿足嗎？

以10分為滿分，為你的享受程度和進食前後你感受到的飢餓程度評分。

進食時機

時機的觸發

這是一頓計畫中的飯食、常吃的零食，還是一時的衝動？

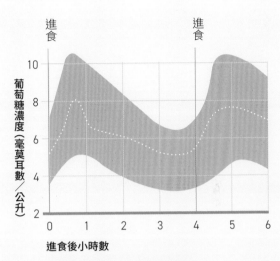

食物對不同對象血糖的影響

專家的建議

合格的註冊營養師和營養專家,能在持續減重方面為你提供指導,也能在其他健康和健身的問題上提供協助。你會被深入詢問關於你的健康和與食物間的歷史、你的目標為何等問題,你可能也會被要求寫下記錄食物或生活方式的日誌。提前寫下你可能會想問的任何問題,因為討論你的生活和飲食習慣,在一開始可能會是令人迷惘而不知所措的。當你結束諮詢時,你應該帶回你的筆記、對進行下一步驟的建議,在大多數情況下,還應預約回診。

專業建議可能所費不貲;替代選項包括了自助及團體互助方案,還有線上規劃工具。

對食物的各種反應:一項針對超過 1,000 人的研究發現,對某些人來說,食用相同的餐點會導致血糖以更大的幅度飆升,這表示為了能長期持續進行,理想的營養計畫應該將個體生物學納入考慮。

圖例
血糖濃度
平均血糖濃度
進食時刻

進食地點

在場的人

你當時在做什麼

你的感覺如何

進食地點
我們通常習慣在特定地點用餐。

出於禮貌?
過度進食或吃得太少可能與特定的人、事件,或社交習慣有關。

食物還是燃料?
你是在健身房補充能量,還是忙碌於工作?

食物與情緒
注意你在進食前的感受,還有這感受是否會影響你的情緒。

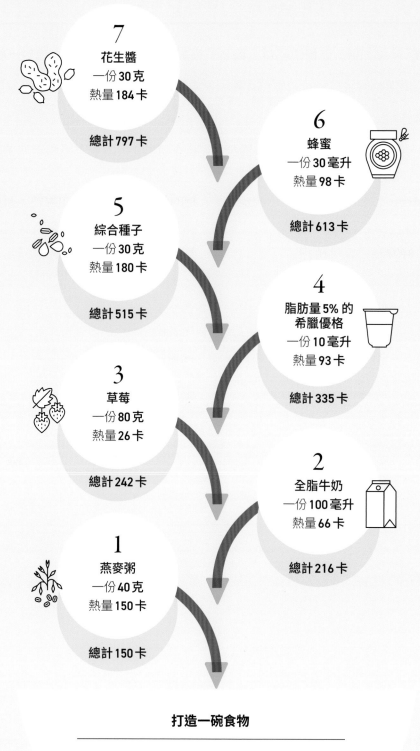

7
花生醬
一份 30 克
熱量 184 卡

總計 797 卡

6
蜂蜜
一份 30 毫升
熱量 98 卡

總計 613 卡

5
綜合種子
一份 30 克
熱量 180 卡

總計 515 卡

4
脂肪量 5% 的
希臘優格
一份 10 毫升
熱量 93 卡

總計 335 卡

3
草莓
一份 80 克
熱量 26 卡

總計 242 卡

2
全脂牛奶
一份 100 毫升
熱量 66 卡

總計 216 卡

1
燕麥粥
一份 40 克
熱量 150 卡

總計 150 卡

打造一碗食物

這裡以早餐為例,藉由將營養密度高的食物以
相對少量的方式加入一頓飯食當中,你可以在
不需要吃太多的情況下增加熱量攝取。

我需要增重嗎？

「太瘦」或「骨瘦如柴」這樣的標籤，和那些被加諸在體重較重人們身上的一樣有害，尤其是如果你天生體型就較為嬌小。然而，為你的身體增加脂肪或肌肉，並不像增加食物分量一樣簡單。

———

增重是一個複雜的問題。BMI（身體質量指數）是測量一個人的體重是過重、健康，還是不足（如果數值小於18.5）的標準方法。然而在2019年，一項針對2,000名BMI低於18的受試者進行的研究發現，有75％的研究對象在遺傳上就傾向於體重過輕，是「健康瘦」的範例。所以，你可能沒有必要增重，即使你的BMI顯示你應該要。（不過，看起來健康但BMI低的人可能仍然需要增加一點體重，以達到最佳健康狀態。）

遺傳扮演的角色

有些人天生體重過輕或體型嬌小，這是因為他們的身體並非被準備用來儲存堆積脂質（脂肪）的脂肪組織。基因也在我們長肌肉的能力中有一定作用，長成的肌肉進而會影響我們消耗能量的速度。人們常說，體型嬌小的人代謝較為旺盛；實際上，你的體型愈大、肌肉愈發達，你的代謝就愈努力發揮作用，而你消耗的熱量也愈多。體型嬌小的人增重的能力，有一部分取決於他們的肌肉量。如果肌肉量高，他們會發現自己更難讓體重增加。

健康方面的影響

除了基因之外，你的身體可能因為其他原因而低於健康體重，例如壓力、疾病，或是飲食失調（參見第32-33頁）。體重過輕，可能會導致疲乏和健康問題，像是免疫系統低下、骨骼脆弱和經期紊亂。這可能是因為你吃得不夠多，以致未能獲得足夠的關鍵營養素，比如說鈣。有些人甚至沒有意識到他們的體重低於身體的最佳體重；你可能會出現的警兆包括：

- 食欲減退
- 排便習慣不規律，尤其是次數變少
- 頭髮稀疏、掉髮或皮膚乾燥
- 經常感覺不舒服

安全地增重

單純多吃沒有作用：你食用的食物種類和你的活動量也需要調整。關於安全持續地增重，請諮詢你的醫師或註冊營養師。大體說來，將目標訂在一週增加0.5公斤到1公斤，同時進行一些低強度的運動。為了增重吃更多食物可能會是個挑戰；為了減少食用份數，可以在均衡的飲食中加入一些含有高熱量、高脂肪或高糖的營養密度高食物，例如：

- 馬鈴薯、麵包、義大利麵，還有米飯等含高澱粉的碳水化合物（最好是全穀雜糧類的）
- 全脂牛奶（直到你的體重開始上升）
- 不飽和油脂和抹醬
- 從堅果、種子，還有酪梨獲取健康的脂肪
- 從豆子、蛋、豆類、肉類和魚獲取蛋白質
- 從優格、自製奶昔，還有牛奶布丁獲取蛋白質和熱量

我該計算熱量嗎？

計算熱量有助於建立我們對每日能量攝取量的認知。但食物不只是熱量而已，將食物簡化成一個數字有過度簡化其營養的風險。

———————

監控熱量，有助於讓你達成減重所需要的能量赤字。然而，不是所有熱量在營養方面都相等。還有，身體對食物的代謝是有差異的；舉例來說，身體從墨西哥玉米餅吸收的熱量，可能比同樣分量的甜玉米多（一部分玉米可能會在隔天出現在你的廁所裡！）。除此之外，有些人可能比其他人更容易獲得熱量。

不健康的計算

除了耗費時間之外，計算熱量也可能導致限制性行為或不健康的習慣。食用高度加工的食物可能很有誘惑力，因為熱量都已經被清楚標示在包裝上且易於計算，或者純粹基於熱量的含量而將油性魚類和堅果等營養密度高的食物排除在外。

追蹤工具

許多人用健身追蹤器來計算熱量；雖然健身追蹤器能激勵你的規律活動，但一項研究發現，熱門的追蹤器品牌可能高估走路時燃燒的熱量數值達50％。嚴格依循這些工具，而不是使用它們來大致計算你的能量攝入與消耗，可能會導致過度消耗的結果。有些應用程式的設計目的是用於持續介入，這可能會助長強迫性記錄的狀況。如果你選擇計算熱量，在健康均衡飲食的範圍內進行，並且聆聽你身體的飢餓訊號。

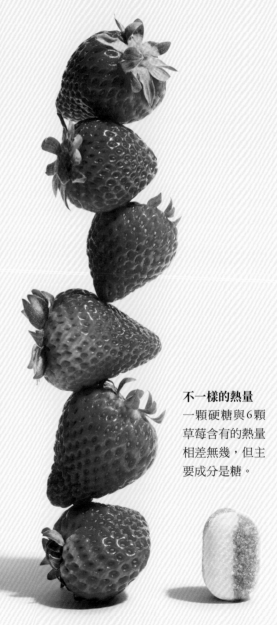

不一樣的熱量
一顆硬糖與6顆草莓含有的熱量相差無幾，但主要成分是糖。

我可以信任磅秤嗎？

如果你正在嘗試減重，站上體重計感覺像是面對考驗的關鍵時刻。但是磅秤上顯示的數字不見得代表實際上在你體內發生的事。

———

秤量你的體重是監測你的行為，並做出微調以改善能量平衡的簡單方法。一篇研究文獻回顧顯示，每天量體重會比不常秤量減去更多體重。但是，在測量減重狀況時最好不要依賴磅秤，有幾個原因。

體重的變化量

你的體重可能會在剛吃完一頓飯後出現波動，整天下來的波動範圍會在一公斤到三公斤。在吃吃喝喝之後，我們的體重在晚上通常會比較重；鹽、酒精、藥物，還有月經也都可能導致水腫。一項研究發現，體重在週末過後最重，而最理想的秤重時間是週三早上空腹。如果你想建立大概的基礎體重，用同一組磅秤、在同樣時間裸體量體重。除此之外，對磅秤的過度信賴，可能會導致不健康的身體形象和與食物間不健康的關係，而對某些人來說，磅秤有可能成為他們的精神支柱。

磅秤有哪些事不能告訴我？

請記得，體重數值並不能反映你含有多少身體脂肪、你的整體身體組成，或者是你的健康狀態。即使磅秤上的數字沒有下降，你的身體仍然可能在減少脂肪、增加肌肉、睡眠品質更好，而且你的腸道健康也有所改善（參見第48-51頁）。所謂的智慧型磅秤號稱能透過發送微小的電流穿過人體來測量體脂。不幸的是，事情沒有那麼簡單：舉例來說，如果你處於脫水狀態，這些磅秤會高估你的體脂肪量。大部分已有的研究都做出了這些磅秤並不精確的結論。

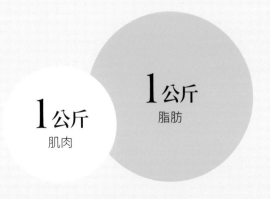

1公斤 肌肉

1公斤 脂肪

脂肪 VS 肌肉
肌肉比脂肪更密實，占據的空間比脂肪少；如果肌肉量較多，你的體重會比較重，但看起來會比較瘦。

用餐的時間重要嗎？

無論是在早晨挪出時間準備早餐，或者是晚上與家人坐在一起享用晚餐，研究顯示，
我們進食的時間和方式，都會同時影響我們的心理和生理健康。

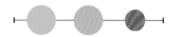

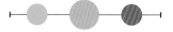

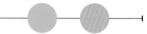

選項1	選項2	選項3
正常分量的早餐	少量早餐	早上時段正常分量的一餐
正常分量的午餐	正常分量的午餐	中午時段正常分量的一餐
少量晚餐	少量的晚餐	

一些研究已顯示每天在相同時間用餐較為健康。證據顯示規律的用餐模式，包括吃早餐、一天吃二到三餐，還有在一天較早的時段攝取大部分整天應該攝入的能量，可能會帶來像是減少發炎反應和增加抗壓性等生理效益。規律的用餐時間能帶來節律和熟悉感，這些都具有實際的心理效益。

食欲和能量消耗會遵循晝夜節律，即調節我們醒來、睡眠和許多其他行為的自然

「生理時鐘」。但是你用餐的時機可能會開始讓這個節律發生改變。將用餐時間個人化以配合你的睡眠週期能改善健康，並限制體重的增加。這並不代表限制進食：在決定用餐時間和分量大小時，聆聽你的身體。有些日子感覺比其他時候更餓是正常的，而尊重這一點是很重要的。

善加利用用餐時間

以在餐桌前並端正坐在椅子上用餐為目標：這個姿勢能讓你的胃清空，有助於消化。這個姿勢也能鼓勵我們專注進食，並注意飽足和飽腹感（參見第104、206-207頁）。與朋友和家人坐在一起用餐更好：在用餐時談話能放慢你的進食速度，讓你更有機會在過度進食前注意到飽腹感的出現。相反地，坐在電視機前吃晚餐會分散我們對正在吃的食物的注意力，有研究顯示，這會導致我們吃得比自身需求還多。

早餐

**近期一項針對吃早餐不規律的研究發現，
年齡在十三到十八歲之間的人最有可能
省略早餐，**

這個年齡層中，有22%的研究參與者四天中只有兩天或少於兩天會吃早餐。過去的研究已顯示家庭結構、種族、社經地位、時間限制，以及缺乏對食物的享受樂趣，全都對此有所影響。

吃零食對你有害嗎？

吃零食是個讓人詬病的習慣，不過可以用對良好營養有幫助而非妨礙的方式實施。

———

在兩餐之間吃零食是極為平常的事，有報導發現，94％的美國人和66％的英國人一天至少會吃一次零食。吃零食本身對你並沒有什麼害處：它有助於維持能量水準，尤其是在忙碌的日子裡，還能防止你因為感覺很餓而過度進食。

但是，吃零食可能會變成一種習慣，甚至開始取代正餐，這從來不是件好事，因為你的身體無法只從小零食中獲取所有的營養素。許多人會在無聊煩悶的時候吃零食，這是一種享樂性飢餓（參見第104頁）。單純為了樂趣進食不見得是件壞事；畢竟，食物代表的不只是燃料。不過，如果你選擇像是餅乾、甜點和蛋糕等食物，它們都含有大量的糖和脂肪，或者整天頻繁地吃零食，你的攝入量可能會比你身體的需求還要多。除此之外，零食產業通常會採用不誠實的行銷方法。雖然獨立包裝的點心棒可能會比較方便，尤其是在你忙碌奔走的時候，但是許多點心棒含有大量的糖，儘管它們是被當作「健康」品項進行銷售的（參見第62-63頁）。

在講到零食的時候，不需要完全避開特定食物，不過最佳策略是「一切適量」。謹慎地食用零食（參見第206-207頁）、選擇健康均衡的品項會是個好主意，因為這能避免血糖飆升（參見第202-203頁），並讓你能在更長的時間內維持飽足。

近代的趨勢

一項報導發現，千禧世代（二十一歲到三十八歲的人）比起較年長的世代更有可能吃零食。

這個年齡層有將近四分之一被發現一天至少會吃四次零食，有相當一部分受訪者是為了解悶或緩解壓力而吃零食。

健康的零食：

- 胡蘿蔔條和鷹嘴豆泥
- 切碎的蘋果搭配1茶匙花生醬
- 一小把堅果
- 一根香蕉和優格
- 自製能量餅乾球
- 米餅搭配酪梨

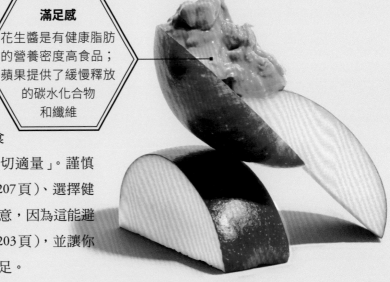

滿足感
花生醬是有健康脂肪的營養密度高食品；蘋果提供了緩慢釋放的碳水化合物和纖維

為什麼我老是覺得餓？

原因可能很簡單，你需要吃下更多食物！或者你可能錯誤解讀了身體的訊號。
飢餓是一種受到極大誤解的現象。

———

我們都曾經感受過飢餓——這是你的身體在需要燃料和營養的時候產生的感覺。飽足感指的是感覺飽腹，而滿足感指的則是感覺心滿意足。

荷爾蒙控制飢餓感和飽足感之間的平衡，而你吃的東西會影響那些荷爾蒙的平衡。食物會讓腸道荷爾蒙的濃度發生變化，從而影響血液中的代謝物和它們傳達給身體的訊息。

飢餓的類型

代謝性飢餓指的是想要進食的生理性感受，由對能量的需求引發（見對頁）。愉悅感飢餓描述的，則是為愉悅感而進食的欲望。然後，我們就會把那種食物和所體驗到的愉悅感連結在一起，讓我們想再吃一次，或者吃下比我們所需還要更多的量。

我們尚未徹底瞭解心理和情緒因素如何影響飢餓荷爾蒙之間平衡的方式。疲勞也可能造成影響（參見第142-143頁）。人體擁有一個能以無數方式互相影響的複雜荷爾蒙系統。舉例來說，壓力荷爾蒙皮質醇會抑制食欲，但在慢性壓力的案例中，皮質醇會使食欲增加。

管理持續的飢餓感

似乎隨著我們的年齡增長，我們會失去和自身固有的飢餓訊號的連結。舉例來說，人們很容易將口渴與飢餓互相混淆。

抵抗飢餓感帶來的傷害比好處更多，但辨識和確認你的身體究竟是真的處於需要燃料的狀態，或者你的飢餓感其實是被和食物連結在一起的愉悅感所引發是有益的。

如果你感覺疲倦、胃正在咕咕作響，你的身體很可能缺乏能量，而你需要添加燃料到有飽足感。如果這種情況常常發生，正餐時稍微吃多一點，考慮增加你的碳水化合物攝取量，或者在你出外活動的時候隨身攜帶零食。

如果你不斷感受到的是愉悅感飢餓，你很可能是處於需要滿足感的狀態。研究認為，某些種類的食物會比其他種類帶來更多滿足感。含有豐富纖維或高蛋白的飲食，能有效抑制飢餓素（飢餓荷爾蒙）。

盡可能避免「我搞砸了！」的心態

當你因為糾結衝突的感受，像是欲望、罪惡感、挫折感和滿足感，而放棄抵抗飢餓感並繼續進食，直到遠超過飽腹程度時，一種極具毀滅性的模式便會伴隨著極度的飢餓感一起出現。如果你正在努力察覺你的內在提示，試試正念飲食和直覺式飲食（參見第204-207頁）。在進食時盡量讓分心程度減到最小。舉例來說，把電視和其他螢幕關掉。

晚餐之後來一塊讓人心滿意足的巧克力是沒問題的，但如果你發現自己過度進食

飢餓荷爾蒙

食欲是由數種荷爾蒙之間的平衡控制，尤其是飢餓素和瘦體素。這些荷爾蒙位於大腦下視丘內的受體，會透過引發導致飢餓感或飽足感的身體過程，對荷爾蒙的存在做出反應。

圖例

- 飢餓感上升
- 飢餓感下降

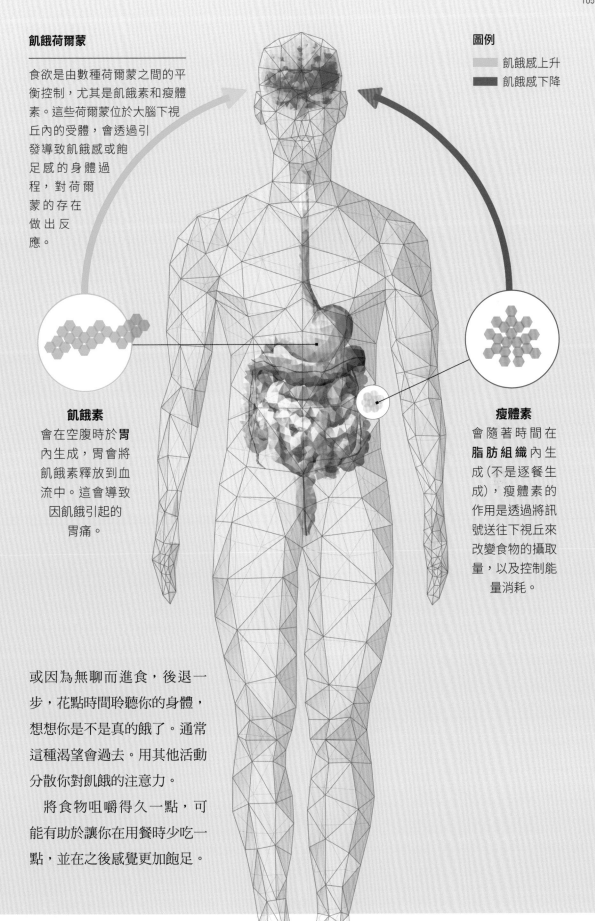

飢餓素

會在空腹時於**胃**內生成，胃會將飢餓素釋放到血流中。這會導致因飢餓引起的胃痛。

瘦體素

會隨著時間在**脂肪組織**內生成（不是逐餐生成），瘦體素的作用是透過將訊號送往下視丘來改變食物的攝取量，以及控制能量消耗。

或因為無聊而進食，後退一步，花點時間聆聽你的身體，想想你是不是真的餓了。通常這種渴望會過去。用其他活動分散你對飢餓的注意力。

將食物咀嚼得久一點，可能有助於讓你在用餐時少吃一點，並在之後感覺更加飽足。

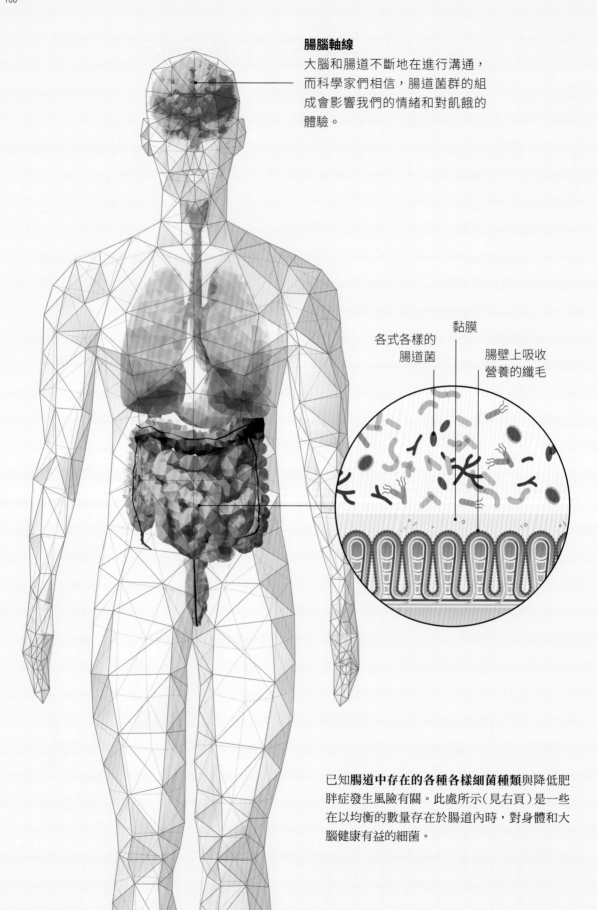

腸腦軸線
大腦和腸道不斷地在進行溝通，
而科學家們相信，腸道菌群的組
成會影響我們的情緒和對飢餓的
體驗。

各式各樣的
腸道菌

黏膜

腸壁上吸收
營養的纖毛

已知**腸道中存在的各種各樣細菌種類**與降低肥
胖症發生風險有關。此處所示（見右頁）是一些
在以均衡的數量存在於腸道內時，對身體和大
腦健康有益的細菌。

我的腸道菌能幫我減重嗎？

研究顯示腸道菌群，即居住在你腸道內的無數細菌，
可能是我們減重能力的一項影響因素。

————

近年來，隨著研究揭露出腸道菌群多樣性對生理和心理健康的重要性，人們對腸道菌群的興趣與日俱增。腸道菌與許多身體系統有密切關聯，包括免疫力、飢餓，還有消化作用（參見第48-53頁及第140-141頁）。就像我們的基因組成一樣，沒有兩個人的腸道菌組合會一模一樣，研究已揭露腸道菌群的多樣性與身體組成之間的關聯。

多樣性帶來的影響

一項研究讓26名參與者採行富含水果及蔬菜的低卡飲食，並發現有些人比其他人體重減輕更多。分析顯示這可能是由於他們腸道菌的差異，這些差異可能會對食物被分解的效率，以及隨後因此減輕多少體重造成影響。在另一項研究中，研究員們分析了169名肥胖及123名非肥胖成人的腸道菌，發現在細菌多樣性較低的人中，有23％更有可能出現肥胖的情況，而且發炎指標、胰島素抗性及脂質濃度都會增加，上述這些狀況全都會增加罹患糖尿病和心血管疾病的風險。

之所以會發生這樣的影響，是因為腸道菌群中的細菌種類與多樣性，會影響我們如何處理食物和其他的生化反應，從而影響減重。這些差異很可能是遺傳和環境的綜合影響。舉例來說，最具家族遺傳性的細菌品種克里斯滕森氏菌（Christensenellaceae），主要可在瘦的人身上發現，並且已被證實能防止大鼠的體重增加。我們可藉由攝取各式各樣、主要是富含纖維的植物性飲食，讓腸道菌群多樣性增加，並且嘗試益生菌發酵食品，以及限制不必要的抗生素與藥物的使用。然而，這只是拼圖的一角，還需要更多研究來確認腸道菌對減重的影響究竟有多大。除了多樣性之外，健康的腸道菌群應該是什麼樣子，目前還沒有定論。

糞腸球菌

艾克曼嗜黏
蛋白菌

小克里斯
滕森氏菌

雙歧桿菌屬

乳酸桿菌

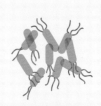

大腸桿菌
（無害的菌種）

液態食品能幫我減重嗎？

代餐奶昔和湯是控制了分量和熱量的飲品，在減重計畫中被用來取代正餐和零食。
這些產品通常被盛讚為快速減重的良方，但這是否屬實呢？

————————

對某些人來說，液態餐點可提供減重的動力，但研究顯示它們只有短期效用，不建議長期使用。事實上，這之後重新食用固態食物也會提高體重增加的機率。

優點

關於液態餐點的研究顯示有部分正面的結果。採用液態飲食、將口服攝入量限制在一天大約800卡的實驗參與者，在十二個月後體重顯著下降。在三到五個月後他們重新攝取固態食物，仍能維持體重的減輕。因此，儘管從長遠來看，液態食品不能長期使用，但它們有助於人們在意識到自己可以讓體重減輕，同時感受到身心健康的正面益處時，開始改變自己的行為。代餐產品對忙碌的節食者來說是很方便的，而且省去了用餐時作決定的麻煩。此外，這些產品通常都經過微量營養素的營養強化。有些(昂貴的)品牌，甚至宣稱自己比一般餐點還要有營養！

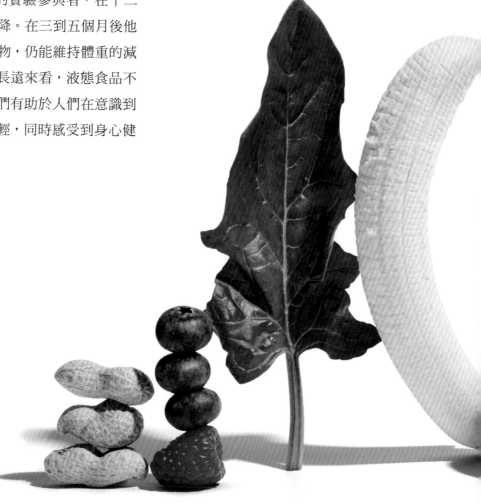

果昔是一種可以帶著走的絕佳選項。偶爾將果昔當作早餐或午餐，會是方便而且營養豐富的選擇。

缺點

咀嚼能促進營養素的吸收。一項研究發現，咀嚼杏仁二十五到四十次能抑制飢餓感，還能使身體從杏仁中吸收營養素的能力增加。那些沒有好好咀嚼的人會發生消化問題，最終導致稍後吃下更多零食。這種情況也會發生在那些依賴液態餐點的人身上。

在依賴液態餐點一段時間而且減去部分體重之後，人們在恢復食用正常餐點時可能會發生問題。非常容易就會退步回到過去的進食習慣，讓體重再次恢復。身體在限制飲食後發生的荷爾蒙改變和變慢的代謝率會加劇這種情況（參見第92-93頁）。

液態餐點可能會使人們與食物的關係逐漸變差（參見第210-211頁）。除此之外，遵行一種固定的飲食計畫可能會使人喪失對內在飢餓提示的反應能力，並且產生扭曲偏差的飽足感（參見第104-105頁）。這會讓回到固態食物的過渡更困難。最後、但很重要的一點是，液態餐點剝奪了進食的樂趣和社交意義。與家人和朋友一起用餐，對你的健康幸福有極大貢獻。

自製湯品和果昔

將液態食品與均衡的固態飲食放在一起沒有什麼不對。奇特的果昔並不是什麼壞主意。這是能輕鬆簡單地將大量營養素加進你飲食中的方式，尤其是如果你不喜歡吃水果和蔬菜（參見下列營養豐富的添加物），或者是假使你喪失食欲、覺得喝東西比吃東西更舒服的情況。

用大量蔬菜煮湯，為你的飲食添加充足纖維。

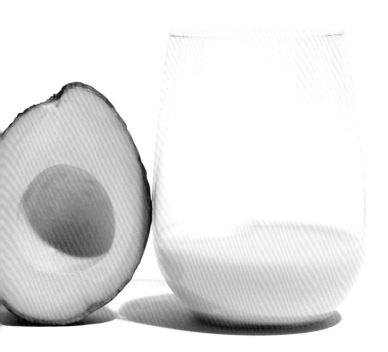

營養豐富的添加物

在家自製果昔的時候，你可以塞進更多的營養，並減少糖的攝取量。

你所購買的果昔許多都含有大量水果，因為製造商知道水果裡的糖會讓產品更加美味（參見第64頁）。你可以藉由自製果昔增加裡面的蔬菜量。試著加入健康的脂肪，像是亞麻籽和酪梨。你也可以加入一些蛋白粉，讓這份營養豐富的飲品更接近完整的一餐。

我該戒除或減少碳水化合物嗎？

低碳水化合物飲食法，例如生酮飲食、阿金飲食法（Atkins diet）和杜肯飲食法（Dukan diet），在最近幾年獲得相當大的歡迎，有很大一部分原因是媒體報導將「低碳水化合物」或「零碳水化合物」描述成減重的重要祕訣。但事實並非如此。

每個人對碳水化合物的需求都不盡相同，取決於像是年齡、性別、體型，還有活動量等因素。如果你覺得你攝取的碳水化合物超過適合身體的量，減少攝取以平衡飲食是合理的做法，但這和低碳水化合物飲食是不一樣的。

在媒體和部分科學文獻中，碳水化合物經常被認為會讓人發胖。確實，由於活躍程度較低的生活形態，人們對碳水化合物的需求已經減少，但碳水化合物仍然是均衡飲食重要的一部分。請記住，日本是肥胖症發生率最低、而碳水化合物攝取量最高的國家之一！

肝醣減重的錯覺

每克肝醣（被存儲起來的葡萄糖）會和3克水一起被儲存。當採低碳水化合物飲食，在肝醣儲存被消耗時，釋出的水分經常會被誤認為是脂肪的減少。

體液流失

由碳水化合物而來的能量（以葡萄糖的形式）可以被轉換成肝醣分子，並與將它重新轉換成葡萄糖所需要的水一起儲存起來備用。採行低碳水化合物飲食時，身體製造的肝醣儲存較少，因此也缺乏相對應的水分。這種突然的體重減輕，經常被誤以為是脂肪減少。

低碳水化合物飲食

低碳水化合物飲食主張排除或大幅減少像是穀類（義大利麵、米飯和麵包）、含澱粉的水果及蔬菜，以及豆科植物等碳水化合物。

研究顯示在減重方面，低碳水化合物飲食和低脂飲食沒有顯著差異。儘管研究也顯示生酮飲食同樣會讓體重減輕，但無法長期維持。這些研究的退出率相當高，顯

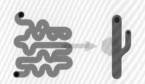

碳水化合物被消化

碳水化合物在消化作用中被分解，釋放葡萄糖進入血液內。

肝醣儲存

過剩的葡萄糖被轉化為肝醣，並與水以1份肝醣3份水的比例一起被儲存在肝臟和肌肉裡。

釋放葡萄糖

在需要能量時，水被用來將肝醣重新轉化成葡萄糖。葡萄糖和水一起被釋放進入血液。

第二型糖尿病

唯一能證明低碳水化合物飲食可以帶來健康益處的案例,就是第二型糖尿病。

對想要減重的第二型糖尿病患者來說,低碳水化合物飲食是一種安全有效的短期體重管理解決方案,它有助於改善血糖控制,並降低心血管風險。重要的是要有專業醫事人員的指導,以支持對相關的糖尿病藥物做出任何必要的改變,以及監測血糖與低血糖症的發生風險(參見第170-173頁)。

示要堅持低碳水化合物飲食是一件多麼困難的事。

碳水化合物能提供許多健康方面的益處(參見第12頁)。如果你突然限制碳水化合物的攝取,你可能會經歷頭痛和便祕等消化症狀。碳水化合物中的纖維有多種益處,包括改善消化作用和維持穩定的血糖濃度。排除許多水果和蔬菜的生酮飲食,可能會導致便祕,而且生酮飲食者可能會因此錯過滋養自身腸道菌的長期健康效益(參見第48-53頁)。

限制碳水化合物的攝取,可能會導致疲乏、情緒低落和對食物的渴望。不建議正從飲食失調或進食障礙(參見第210-211頁)中恢復的人或兒童,採行低碳水化合物飲食法。

巨量營養素失衡

限制任何食物大類的攝取,會造成營養缺乏。當碳水化合物被排除或限制攝取時,我們會轉而尋求其他巨量營養素來填補這個缺口。膳食蛋白質和脂肪可能會增多到不健康的程度,這會使飢餓感減少進而有助於減重,但會導致其他問題,例如膽固醇濃度增加。研究發現,在遵行低碳水化合物、高脂肪飲食的年輕健康成年人中,有44% LDL膽固醇(「壞」膽固醇,參見第17頁)濃度上升。生酮飲食鼓勵食用含大量脂肪的食物,但如果你沒有區分飽和脂肪和不飽和脂肪,你的LDL膽固醇濃度很容易就會升高,增加罹患心臟病和發生中風的風險。

碳水化合物 參考攝取量 **250**克 一天
低碳水 化合物飲食 **<130**克 一天
生酮飲食 **<50**克 一天

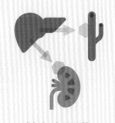

儲存在肝臟

儲存在肝臟裡的肝醣會被最先使用。用來轉化肝醣成為葡萄糖的水經由血流被送往腎臟,成為尿液被排出。

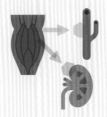

儲存在肌肉

一旦肝臟中的肝醣儲存耗盡,身體就必須依賴儲存在肌肉裡的肝醣。

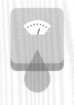

水的重量

當你減少攝取碳水化合物時,你的身體會用光肝醣庫存,釋放出存儲的水。磅秤顯示的體重減輕,是這些水的流失(而不是脂肪)。

排毒飲食和排毒茶是什麼？

「排毒」（detox）是減重產業的流行用語。許多產品和節食計畫都保證能排出體內毒素、幫助你減輕體重，甚至還能減少橘皮組織。但排毒是不必要的，因為你的身體自有一套極為有效的排毒系統。

———

事實是，我們根本不需要為自己「淨化」或排毒，而且遵循這一類的飲食法並不會達到這個預期效果。

在排毒飲食後感覺體內乾淨的想法，促使節食者反覆進行昂貴且限制性極大的排毒飲食。我們每一天都會在呼吸的空氣和吃下的食物裡，接觸到環境中的毒素。身體是絕妙的有機體，能透過肝臟的作用，將進入身體系統的毒素和廢棄物有效排除。

遵循這些排毒節食計畫或許可以減去部分體重，但大部分減去的重量都是水的流失（參見第110-111頁），而且會在你回歸正常飲食時恢復。

沒有回報的風險

由於排毒飲食所制訂的飲食限制，採行時間一久，它們也會帶給你更大的營養缺乏風險。這些限制也會讓你有剝奪感，或許還有飢餓感，這可能會引發隨後的暴飲暴食。

最重要的是，排毒飲食並不利於減重，從營養角度來說也是堅決不宜進行的。沒有任何醫事人員會推薦排毒飲食，因為你根本不需要。

排毒茶

近來，「排毒茶」在社群媒體上備受關注，有許多人激動地宣揚它的減重效果。任何一種新的減重方法都可能讓你的體重在短期內減輕，但喝茶有助於減重的說法並沒有科學證據支持。

排毒茶或「瘦身」茶受媒體關注大肆宣傳，宣稱它們讓你的代謝超速運作，無須節食就能快速減重。可見得它們的誘惑力有多大！

實際上，排毒茶可能有危險性，並不建

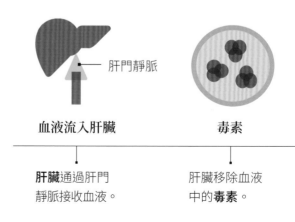

肝門靜脈

血液流入肝臟   **毒素**

肝臟通過肝門靜脈接收血液。   肝臟移除血液中的**毒素**。

肝臟的解毒作用

———

在消化作用進行期間，滿載營養素的血液會從小腸被送往肝臟處理。肝臟中的肝細胞會篩選出營養素，並重新引導它們前往身體任何有需要的部位。在此同時，肝細胞會分解毒素，並將廢棄物排出體外。

議使用。有些產品只是茶形式的輕瀉劑。排
毒茶的主要成分是用來治療便祕的番瀉葉，
會造成胃壁不適從而刺激排便，還具有利尿
劑的作用。使用番瀉葉可能導致脫水、痙攣
和腹瀉，還會使營養素吸收不全，造成鈣、
鈉和鉀等關鍵礦物質的缺失。

　　規律或長期使用番瀉葉，會使腸壁受損並
擾亂電解質平衡，還可能導致心臟損傷。

　　因為使用輕瀉劑「排空」而導致的糞便量
減少，可能會讓你在短期內感覺和看起來
都變苗條，這是由於你的腸道異常排空的
緣故。但它對減少脂肪一點影響也
沒有，因為食物中的熱量會在小
腸中吸收（參見第28頁），比起
結腸，小腸位於消化道更上游
處，而結腸才是輕瀉劑發揮作
用的部位。所以，以瘦身茶來
說，結果就是你花了一大筆
錢，基本上卻買下了把你限
制在廁所的東西！

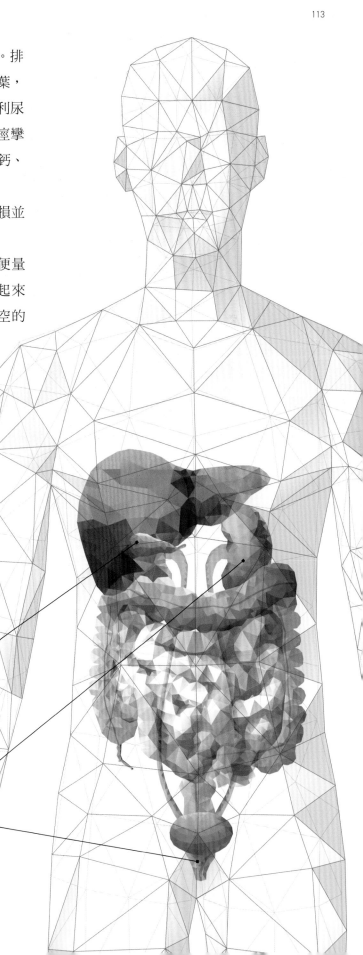

由糞便中排出

經由腸道　廢棄物由膽
囊回到小腸，最後以糞
便的形式離開身體。

由尿液中排出

經由膀胱　部分毒素會經由
血液被送往腎臟，接著繼續
送到膀胱以尿液形式排出。

可以跳過正餐嗎？

聽起來很簡單：零星地跳過一或兩餐，你就可以減重而不必太擔心你實際上吃了
什麼。但真的有那麼簡單嗎？——有沒有可能這樣做甚至是有害的呢？

————

間歇性斷食（IF）是一種近幾年開始流行的減重方法。主要有三種類型：

- **全日斷食法**：這包括了著名的5：2輕斷食，即一週內只有兩天將熱量的攝取限制在400-500卡。
- **隔日斷食**：建議在斷食日只吃一餐。
- **限時進食法**：其中一個例子是168斷食法，即你所吃的食物分量與平常相同，但要集中在一天的8小時內食用完畢。通常這個方法的擁護者會選擇不吃早餐。大多數關於間歇性斷食的研究，都是以單純的熱量限制為基礎。這些飲食法如此受歡迎，很可能是因為它們提供了一個直接明確的減少熱量攝入的方法，而減少熱量通常能使體重減輕。例如，許多人遵循限時進食法的方式是在睡眠時間「斷食」，然後攝入比正常情況少的熱量，因為他們能夠用於進食的時間也比較短暫。無論如何，間歇性斷食法不是對每個人都有效，例如那些有安慰性進食或嗜食症傾向、不會在吃飽時停下來的人（參見第210-211頁）。

限時進食法

這個方法通常會透過設定晚間停止進食的時間，來利用我們睡眠時的自然斷食週期。以下是以斷食16小時為基礎的日常時間表範例。

肝醣

晚餐
用餐時機

用餐時機
結束

晚間飲料

斷食
0-12小時

| 晚間6點：
用餐時機開啟
在2小時用餐時機的任何時間內進食 | 晚間8點：
截止點
即使你快來不及了，還是試著不要吃太快 | 任何時間：
維持補充水分充足
喝水、藥草茶，或不加牛奶的茶／咖啡；避免飲用酒精、果汁，或含糖飲料。 | 從肝醣而來
的能量
在這段時間內，身體會消耗儲存在肝臟裡的肝醣。 |

省略早餐

　　早餐似乎在想要維持健康體重時，尤其重要。研究顯示，在早上吃飽的情況下更容易控制全天的食物攝入量——有吃早餐習慣的人似乎更能長期維持減重的效果。如果你正在考慮採行任何一種間歇性斷食法，早餐可能不會是你進行省略的最佳選擇。有部分證據顯示，省略一天當中的第一餐，可能對那些肥胖症患者的減重成果有所幫助，不過除了單純的限制熱量之外，造成這種狀況的原因還未釐清。在省略任何一餐時謹慎以對，尤其是如果你的生理時鐘讓你天生就是那種起床時會感覺飢餓的人。

斷食的風險

　　更令人擔憂的是，間歇性斷食固有的限制，可能會導致過度進食、暴飲暴食，或甚至飲食障礙。省略正餐也是很難持續的做法。事實上，有證據顯示間歇性斷食可能可以降低罹患糖尿病和心臟病的風險，但這個領域的研究尚處於萌芽階段。持續、健康的減重涉及許多因素，包括均衡、多樣化且令人愉快的飲食、良好的睡眠品質、身體活動，還有壓力管理。沒有必要採行會擾亂你正常作息的減重飲食法。

脂肪細胞

斷食
12-16小時

早餐

午餐

代謝轉換
由於肝醣耗盡，身體開始從庫存的脂肪細胞消耗能量。

中午12點：
中斷你的斷食
營養密度高的全穀雜糧類和水果 / 蔬菜能啟動身體系統並限制熱量。

下午4點：
健康餐點 / 零食
雖然不限制熱量，但只能吃到你感覺滿足為止。

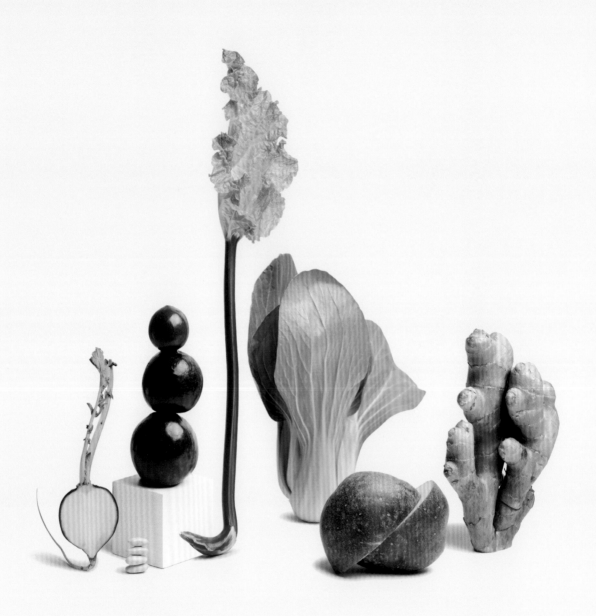

我應該選擇植物性的營養嗎？

植物性飲食究竟是什麼？

「植物性」(Plant-based) 已經成為一個時髦術語，但人們不總是那麼清楚它的確切含義。植物性飲食，是指食用更多植物還是只吃植物？還有，植物性飲食和純素主義或素食主義之間有何區別？

———————

植物性飲食正愈來愈受歡迎，根據英國外賣公司戶戶送（Deliveroo）的報告，2019年到2021年間，植物性餐點的需求增加了115%。隨著這個趨勢的發展，對植物性飲食原始含義的誤解也愈來愈多。

如你所想的，植物性飲食的重點以來自植物的食物為主。這不只包括水果和蔬菜，還包括了堅果、種子、油脂、全穀雜糧類、豆科植物和豆子。植物性飲食並不表示你是素食主義者或純素主義者，而且絕不能吃肉或乳製品。更確切地說，你會相應地選擇更多植物性來源的食物。

規劃完善良好的植物性飲食，能支持所有年齡和生命階段的健康生活。廣泛納入各式各樣健康的全食物，將能確保你的飲食是健康且永續的。然而，未經完善規劃的植物性飲食可能讓你面臨特定營養素缺乏的風險，這對你的身心都會造成影響。

純素主義

純素主義不只是一種飲食方式的選擇：它還包括了以杜絕所有形式的虐待動物行為為目標的生活方式。這代表純素主義者會在食物、衣著或任何其他用途方面，避免使用動物製品或動物源性產品。

如果你不知道標籤上的內容，你很容易就會用到非純素的商品或吃到非純素的食物。動物源性原料會出現在各種地方，例如麵包上的 E 編號、包覆蟲膠的水果、部分果汁，還有加在早餐穀片或營養補充品裡的羊毛脂衍生維生素 D（維生素 D_2 和地衣衍生維生素 D_3 適合純素食者使用）。

純素主義經常被讚譽為健康的生活方式，但你很容易成為一個不健康的純素食者。你可能保持著純素飲食，但食用的是速食和加工的預製餐點，煮飯時使用富含飽和脂肪的椰子油，還會享用純素巧克力布朗尼等高含糖量的食品。純素主義本身並不一定能供應讓你維持良好健康和能量所需要的營養素（參見第130–131頁）。

素食主義

素食主義已經存在好幾個世紀之久，並且愈來愈熱門。素食者不吃魚、肉類或雞肉，這包括來自動物的高湯和油脂、昆蟲和明膠，或者是動物性凝乳酵素。素食飲食可能會包含蔬菜和水果、穀類和豆類、堅果和種子、蛋、乳製品和蜂蜜。素食主義也有好幾個不同的子類別：

119

- **蛋奶素**可吃乳製品和蛋,不過不吃肉類、家禽或海鮮。
- **蛋素**飲食中包含蛋,但避開包括乳製品在內的所有其他動物性食品。
- **乳類素食**可吃乳製品,但排除蛋、肉類、家禽和海鮮。

說到底,植物性飲食應該是關於食用有更多蔬菜和豆類的餐點,並且將動物源性產品替換成植物性蛋白質替代品,例如豆子、豆類和豆腐。

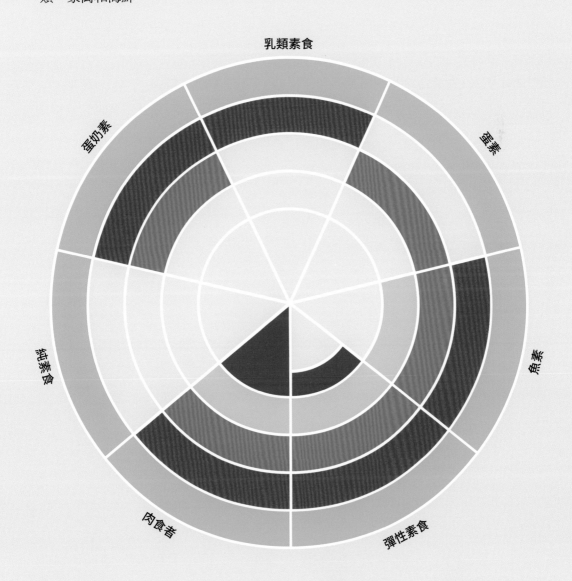

植物性飲食組合
植物性飲食不是由一套嚴格規範所組成,而是指多種飲食組合,根據你的需要將動物源性產品納入或排除,但主要將重點放在植物來源的食物上。

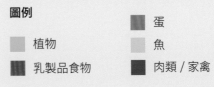

植物性營養的健康益處為何？

蔬菜對我們有益的概念，是營養學中最理所當然的準則之一。事實上，增加飲食中植物的比例，能改善健康的原因有很多。

採行植物性飲食有許多好處，包括減少對環境的影響和降低支出。此外，假如你能避免營養缺乏的問題，植物性飲食還可能帶來顯著的健康益處。

你的營養需求

英格蘭公共衛生署（Public Health England）建議採行飽和脂肪含量低，而全穀雜糧類、新鮮水果和蔬菜含量高的飲食。如果你遵行以全穀雜糧類、豆類、蔬菜、水果、堅果和種子為基礎的均衡素食飲食，你應該能輕鬆地超過指南建議的每天食用5份水果或蔬菜，同時你的餐點自然而然會是高纖維且低飽和脂肪的。

在涉及你的身體日常所需要的必需維生素和礦物質，例如鈣、鐵、omega-3脂肪酸，以及碘和維生素 B_{12} 時，情況就變得更複雜一些。採行混合式飲食時，你能很輕鬆地獲得足夠的上述營養素，但是這些營養素有一部分在植物性食品中的「生物利用度」（bioavailability）較差，意思是當你食用那些食物時，身體利用那些營養素的困難度會更大。確保你從飲食中獲得正確分量的蛋白質和微量營養素，是很重要的（參見第128-131頁）。

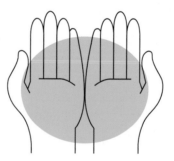
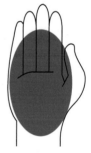
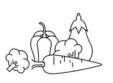

營養均衡的純素飲食

健康的純素飲食關鍵在於，確保你在排除動物性製品後，所有的營養需求都能得到滿足。這可能表示你需要調整某些食物大類的攝取量，以獲得多樣且均衡的蛋白質、纖維、維生素、礦物質，以及健康脂肪的組合，這樣的組合能讓你感覺充滿活力和力量。以符合此處建議的每日分量為目標。

大量的
蔬菜

無上限

盡可能食用大量、顏色豐富的蔬菜；它們是必需營養素和纖維的重要來源。

3-4份
水果

一份是…

一片水果，例如蘋果或香蕉，也就是大約80克。水果是膳食纖維、維生素、礦物質，以及抗氧化物的豐富來源。

植物的力量

有大量研究支持植物性飲食能增加壽命，並減低某些健康狀況風險的論述。營養均衡的低飽和脂肪植物性飲食，有助於健康體重的管理，減少罹患第二型糖尿病、心血管疾病，甚至部分癌症的風險。此外，還有大量證據顯示，在飲食中排除動物性製品，血壓便會降低。

纖維是植物性飲食對健康有益的原因之一。食用各式各樣的植物性食物，可能對你獲取建議的每日30克纖維有幫助，這些纖維能支持腸道菌群。益生元食物（參見第52-53頁），包括大蒜、韭蔥、香蕉和燕麥，對於餵養你的腸道菌都特別有效。研究顯示，食用高纖維的飲食能使血糖濃度獲得較好的控制，膽固醇濃度亦然。而全穀雜糧類中的纖維，也被發現與降低數種疾病的發生風險有關，其中包括第二型糖尿病。

有食用動物性製品的健康人士，也有只吃植物的健康人士。藉由將肉類、魚和乳製品的攝取量減到最低，並增加植物性的替代品，你將能獲得兩全其美的效果，同時降低你對環境的衝擊。雖然這個方法並不能解決與動物性製品相關的倫理問題，但對那些食用肉類、魚和乳製品的人來說，這是他們在飲食上跨出的一大步。

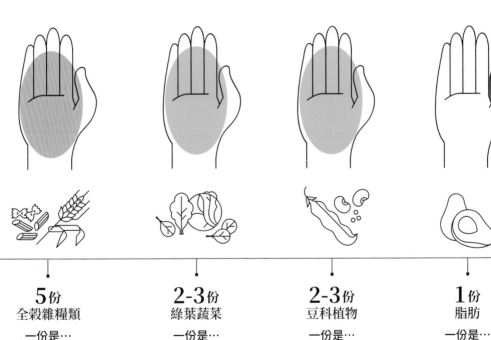

5份
全穀雜糧類

一份是…

大約30克提前煮好的穀類或1片全麥麵包。選擇糙米、全麥義大利麵、藜麥、蕎麥、大麥、法羅麥和出芽穀類來取得蛋白質和纖維。

2-3份
綠葉蔬菜

一份是…

大約85克綠色葉菜，例如青花菜、高麗菜、羽衣甘藍，還有菠菜，這些葉菜裡充滿維生素、礦物質和抗氧化物。

2-3份
豆科植物

一份是…

大約125克豆子、豌豆或扁豆，這些豆類食品蛋白質含量高而脂肪含量低，並且不含膽固醇。

1份
脂肪

一份是…

大約30克堅果或半個酪梨。脂肪含量高的全食物，還有像是大豆和杏仁等乳製品替代物，是健康的脂肪來源，不過攝取量應該維持在單一一份。

植物性飲食一定比較健康嗎？

以植物性為主的飲食雖然好處多多，但這些益處也取決於是否遵循最佳健康狀態的原則。如果未經謹慎小心的選擇，植物性飲食有可能會充斥著不健康的品項，而且會有營養缺乏的風險。

————

關於我們飲食的辯論，往往極為情緒化。圍繞著植物性飲食的談話，經常集中在個人偏好及環境和倫理問題上，營養科學則被拋在腦後。

找出正確的平衡

多吃植物在營養方面的益處，是有確鑿證據支持的。每天食用各種不同的植物性食物，能提供30克支持腸道健康的纖維，同時水果和蔬菜也是各種維生素和礦物質的絕佳來源。

然而，部分植物性飲食有無法憑藉攝取蛋白質、維生素和礦物質獲得正確營養的風險。這些風險可以藉由選擇正確的素食食品，以及必要時的營養補充品來克服（參見第128-131頁）。

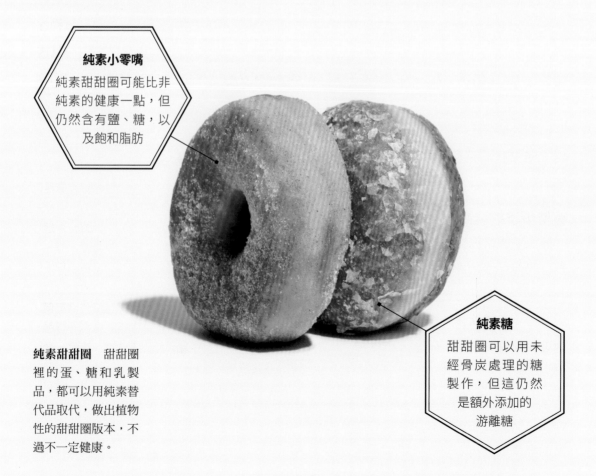

純素小零嘴
純素甜甜圈可能比非純素的健康一點，但仍然含有鹽、糖，以及飽和脂肪

純素糖
甜甜圈可以用未經骨炭處理的糖製作，但這仍然是額外添加的游離糖

純素甜甜圈 甜甜圈裡的蛋、糖和乳製品，都可以用純素替代品取代，做出植物性的甜甜圈版本，不過不一定健康。

大豆、藜麥和堅果都是蛋白質的良好來源，而豆腐、扁豆與菠菜則是鐵的優質來源。但有些營養素比較難以獲得。例如，碘主要存在於乳製品和魚類裡。植物性食品的碘含量，取決於土壤中的碘含量，而土壤中的碘含量是會有所變化的。靠近海洋生長的食物往往碘含量會較高。在土壤缺乏碘的地區，碘化食鹽和海藻能提供碘。

烹煮蔬菜的方式也有關係：例如，清蒸的蔬菜會遠比油炸的更有營養。有相當多取代動物性製品的植物性替代物營養並不均衡。例如，手撕豬肉通常會用波羅蜜替代，但後者不含蛋白質。此外，市面上還有很多不健康的純素加工食品：例如，素食香腸捲的鹽和飽和脂肪含量可能仍然很高。

有待解答的疑問

與大多數研究顯示的結果截然相反，有部分研究指出植物性飲食可能會導致心血管疾病。英國針對五萬人進行了一項為期二十年，根據飲食分析中風和其他健康問題發生風險的研究。研究人員發現，魚素者的心臟病（例如心絞痛或心臟病發作）發生率比肉食者低13％，而素食者則低了22％。但研究結果也顯示，素食者發生中風的機率要高出20％。高出的發病率主要是因為出血性中風（腦內出血），魚素者身上並未觀察到這種情形。

這一類研究聽起來可能很具開創性，但查驗它們的侷限性是很重要的。素食者發生中風的整體風險很小，相當於十年內每1千人中增加3例。此外，這項特殊的研究是觀察型研究，意思是研究人員並未解釋除了飲食之外的其他相關變因。

還有許多其他因素需要考慮，不過更穩健的研究顯示，如果好好地實施，植物性飲食可能是一種健康的進食方式；而且肉食者不需要放棄肉類才能更健康：他們只要減少吃肉就好。

「反營養物質」
植酸出現在像是堅果、全穀雜糧類和豆子等植物的種子中

植酸在體內會和礦物質結合形成植酸鹽，這是一種「反營養物質」，因為它會減少鋅、鐵和鈣的吸收，還可能導致採行植物性飲食的人營養缺乏。然而，做為有助於預防心血管疾病和腎結石的抗氧化物，植酸也具有健康效益，因此不建議避免食用這些含有植酸的食物。將豆子和穀類進行浸泡、烹煮、發酵和發芽，能減少它們的植酸鹽含量，同時受到影響的礦物質也能從其他來源補充：豆腐裡的鋅；椰棗和草莓裡的鐵；綠色葉菜裡的鈣。

我要如何以永續的方式進食？

許多人現在心中都有這個疑問，但要瞭解牽涉其中的問題可能是很困難的。請放心，
你可以在飲食方面採取一些切實可行的步驟，讓你對環境的影響減到最小。

————

我們好好照顧地球這件事前所未有的重要。為了未來世代和地球生命的整體和諧，我們將自然資源用於食品製造中的方式，必須變得更具永續性。

農業產業是生物多樣性流失最大的驅動因素（溫室氣體排放〔GHGe〕）。從耕作到生產、分銷和配送，一直到廢棄物處理，整條供應鏈內外都在使用化石燃料。我們每個人都有能力在飲食方面做出或大或小的改變，為解決問題做出貢獻。

少吃肉類和乳製品

如果你吃肉，你不需要完全放棄。考慮將你的紅肉攝取量減少到每週一份。光是這個改變，就能產生很大的作用。

地球上有半數宜居的土地被用於農業，其中77％專門用於飼育家畜。然而，肉類和乳製品的農產品在全球的能量攝入僅提供了17％，在全球的蛋白質攝入則僅提供了33％。這種資源密集型方法用於食品生產並不划算，在營養和永續性方面皆是如此。

生產肉類和乳製品產生的溫室氣體排放量，占英國食品工業的一半。全球有無數生態系統遭到破壞，以騰出空間給家畜的放牧或種植家畜用的飼料。此時，即使最熱衷肉食的人也選擇更多地依賴植物性蛋白質來源，把這種做法當作地球的救生索。開始植物性飲食並不意味著完

生產蛋白質來源　本表針對由各種食物來源生產一份100克的蛋白質所需使用資源及溫室氣體排放進行比較。表格內容顯示，生產豌豆和豆腐等植物性原料來源造成的影響，比生產羊肉或起司要小得多。

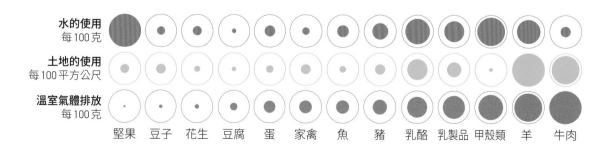

	堅果	豆子	花生	豆腐	蛋	家禽	魚	豬	乳酪	乳製品	甲殼類	羊	牛肉
水的使用 每100克													
土地的使用 每100平方公尺													
溫室氣體排放 每100克													

全不吃肉。試著盡可能遵循行星健康飲食（planetary diet；參見第127頁）。植物性蛋白質有許多利用方法（參見第128-129頁）。學習瞭解你所需要的關鍵營養素，以便能將它們納入你的植物性飲食中（參見第130-131頁）。

考慮物流問題

盡可能購買當地、當季生產的蔬果，這能縮短你所食用食物相關供應鏈的長度，進而減少排放。盡你所能減少食物的浪費。事先規劃一週的餐點和零食，並按照你的規劃購物，這有助於避免你買下過多容易腐壞的農產品。

如果你手邊有快要腐壞的農產品，考慮將它冷凍起來。在冷凍前先將蔬菜和水果用沸水燙過。或者為了你以後的便利，將煮好的餐點分成小份冷凍起來。

試著自己種植，然後只採摘需要的量。擺在窗臺上的藥草植物、後門臺階上的一袋馬鈴薯，或者在花園裡開闢一小塊種蔬菜的地方，對你的身心靈和地球都是件好事。

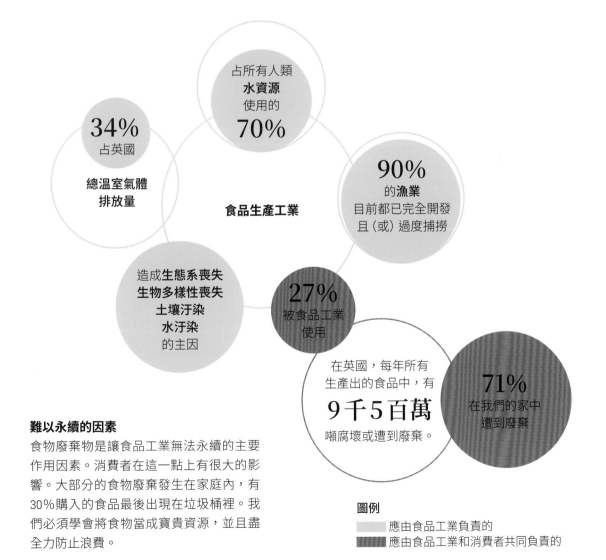

難以永續的因素
食物廢棄物是讓食品工業無法永續的主要作用因素。消費者在這一點上有很大的影響。大部分的食物廢棄發生在家庭內，有30％購入的食品最後出現在垃圾桶裡。我們必須學會將食物當成寶貴資源，並且盡全力防止浪費。

圖例
應由食品工業負責的
應由食品工業和消費者共同負責的

植物性飲食對環境比較好嗎？

沒錯，這是當然的——雖然不是所有的植物性蛋白質都一樣。想讓你選擇的植物性飲食發揮最大的影響，知道哪些產品的環境足跡最少是很重要的。

———

當你將肉類及乳製品工業帶來的影響加入考慮因素時（參見第124頁），植物性飲食無疑是未來的發展方向。大多數植物性製品相對其他產品而言，都略勝一籌。例如，大豆這種豆科植物在生長時能將氮固定在土壤中，減少氮肥使用的需求。氮肥會產生笑氣（一氧化二氮），這是一種影響很大的溫室氣體，會洩漏到水路中，對海洋生命及生態系統造成傷害。大豆的營養資料也相當好，因此轉而依賴大豆製品，再加上豆類（為了均衡），在環境與營養方面都是明智的選擇。

真菌蛋白（mycoprotein）是絕佳的蛋白質來源，但經常被誤以為是一種不健康的加工食品。這是一種以真菌為原料，透過發酵生成的植物性食品。（你可能認得它的品牌名，闊恩素肉〔Quorn〕。）真菌蛋白的碳足跡明顯比動物性蛋白質小很多，而且所使用的土地少90％，這讓它成為極具永續性的蛋白質來源。

計算用水量

水資源日益匱乏，尤其是在生產我們大部分食物的國家。食品工業占了用水量的70％。

當使用堅果做為蛋白質來源時，這是必須考慮的一個重要問題。原產國和因生產導致的水資源壓力程度都是有關的。舉例來說，生產加州杏仁的水資源利用特別低效，每顆杏仁要用掉5公升左右的水（加州農民已承諾將減少用水量）。

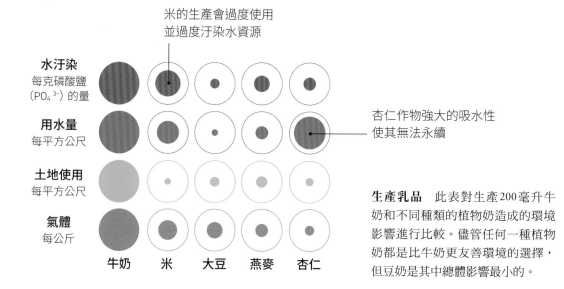

米的生產會過度使用並過度汙染水資源

水汙染
每克磷酸鹽（PO_4^{3-}）的量

用水量
每平方公尺

杏仁作物強大的吸水性使其無法永續

土地使用
每平方公尺

氣體
每公斤

牛奶　米　大豆　燕麥　杏仁

生產乳品　此表對生產200毫升牛奶和不同種類的植物奶造成的環境影響進行比較。儘管任何一種植物奶都是比牛奶更友善環境的選擇，但豆奶是其中總體影響最小的。

行星健康飲食的比例

剝奪並非行星健康飲食的一部分。食物大類的比例是考慮到地球的
健康和人類的營養所設計出來的,沒有被排除的食物大類。不過,
重點會放在植物性飲食與適量上。

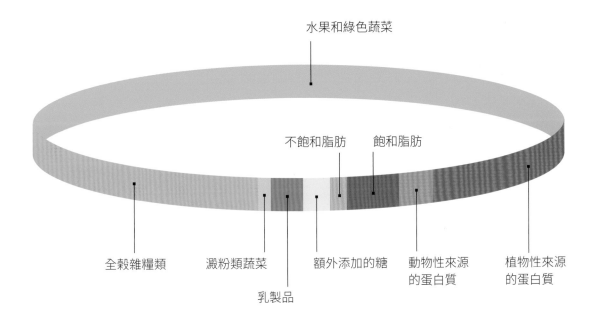

水果和綠色蔬菜

不飽和脂肪　　飽和脂肪

全穀雜糧類　　澱粉類蔬菜　　額外添加的糖　　動物性來源　　植物性來源
　　　　　　　　　　　　　　　　　　　　　　的蛋白質　　　的蛋白質

乳製品

行星健康飲食

　　行星健康飲食是能幫助你永續性飲食的
有效實用指南,而且可以進行調整,以滿
足廣泛的飲食需求與文化偏好。這個讓飲
食能夠均衡的方法,將食品生產對環境的
影響與人體的營養需求同時納入考慮。重
點在於完整的農產品,飲食中有半數食品
是來自蔬菜和水果。另一半主要是由全穀
雜糧類和植物性蛋白質(豆子、扁豆、豆

類)所組成,不過也會包括脂肪、適量的
肉和乳製品,以及一些額外添加的糖和澱
粉類蔬菜。

　　行星健康飲食的限制,比純素飲食或素
食少很多,它只需要你減少肉類的攝取份
數,並從植物性來源獲取大部分蛋白質。
對紅肉熱愛者來說,預期你將能一週吃一
個漢堡,或一個月吃一大份牛排。或者你
可以每週來幾份雞肉和同樣份數的魚。

純素飲食會讓我難以攝取足夠的蛋白質嗎？

認為採行純素主義生活方式的人都會難以攝取足夠的蛋白質，是一種錯誤觀念。植物性蛋白質的排列，可能與肉類和魚所含的蛋白質不同，但充分多樣化的純素飲食將足以滿足每日需要量。

蛋白質出現在每個細胞中，而且是組織修復、肌肉生長等生物過程的基礎。純素飲食缺乏蛋白質的概念，衍生自並非所有蛋白質都是「完全的」這個事實。蛋白質的基礎組成零件是二十種胺基酸，身體必須由飲食中獲得其中的九種；完全蛋白質中所包含的這九種必需胺基酸含量相近。雖然肉類、蛋、魚和乳製品能提供完全蛋白質，但大多數植物性食品都是不完全的。舉例來說，白米和糙米的甲硫胺酸含量很高但離胺酸含量低，離胺酸存在於許多豆類。因此，純素飲食者應該盡可能多食用各種食物。

過去的研究認為，每一餐都必須將不完全蛋白質組合在一起；現在我們知道，一天當中食用混合種類的不完全蛋白質也是有效的，這歸因於肝臟如何儲存胺基酸的方式。此外，身體一次只能有效地用完20-40克的蛋白質。健康的成年人每天應食用每公斤體重0.75克的蛋白質——根據活動量可攝取更多（參見第80-81頁）。

蛋白質來源

以大豆為原料的食品能提供完全蛋白質。**豆腐**（每100克有8克蛋白質）是其中最為人所知的，而**天貝**（18克）是一種風味較強烈的發酵肉類替代品；以大豆為原料的豆奶和優格替代品，也是發酵物。其他肉類替代品還有**真菌蛋白**（見對頁）和高蛋白的**小麥麵筋**（75克），小麥麵筋是由小麥

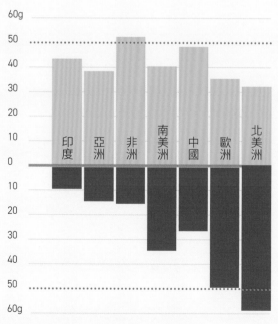

全球各區域蛋白質每日平均攝取量

圖例

▨ 植物性蛋白質

■ 動物性蛋白質

···· 建議攝取量

蛋白質攝入：在歐洲和北美洲以外的地區，以植物為主要蛋白質來源的情形是很正常的。

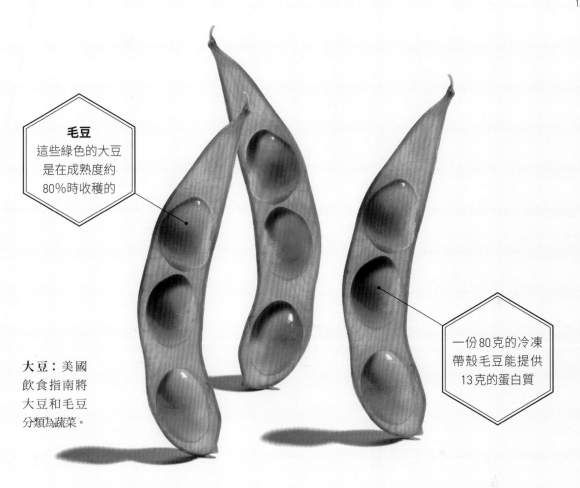

毛豆
這些綠色的大豆
是在成熟度約
80%時收穫的

大豆：美國
飲食指南將
大豆和毛豆
分類為蔬菜。

一份80克的冷凍
帶殼毛豆能提供
13克的蛋白質

麩質製成，所以可能不適合那些有麩質不耐的人。

　　藜麥（每100克有4.4克蛋白質）是另一種完全蛋白質的來源。藜麥，實際上是昆諾阿藜（Chenopodium quinoa）這種植物的種子，不過它通常被歸類為全穀雜糧類。

　　除此之外，**堅果**和**種子**當作零食、放進沙拉或早餐穀片，或是加進堅果醬裡都很理想。它們每100克含有高達20克的蛋白質；一份大約是20克。通常每100克的**豆子**和**扁豆**含有大約20克蛋白質；一份差不多是120克煮熟的豆子或扁豆。**營養強化食品**，例如純素能量球、早餐穀片，還有蛋白棒，通常都會添加大豆。檢視標籤：純素不代表這些食品就是低鹽、低糖和低脂的。有些**蔬菜**也能提供蛋白質：例如每100克的青花菜就能提供2.8克蛋白質。

真菌蛋白是什麼？
真菌蛋白是一種肉類替代品，更為人所知的名稱是闊恩素肉。

真菌蛋白的主要原料，鐮刀菌（Fusarium venenatum），是一種自然發生在土壤中的微型真菌——真菌在分類上不屬於植物，因為它們缺少葉綠素，而且具有不同的細胞結構。它以大型發酵槽中的碳水化合物為食，產生的液體被離心力分離以製造出真菌蛋白團。真菌蛋白是完全蛋白質的來源（每100克有11克蛋白質），它也含有各種微量營養素。

還有哪些其他營養素是植物性飲食者需要考慮的？

只吃特定動物性來源的食物、或將它們完全排除的人，仍然能夠從植物性飲食中獲得大部分他們需要的營養素。不過，在部分情況下，仍有必要另外補充營養素。

———————

大多數營養素在植物性飲食中都很充足。蛋白質常常會是個顧慮，但這不應該成為問題，反之，維生素 D 的補充是每個人在冬天必不可少的（參見第 138-139 頁）。以下這些是要考慮的一些關鍵微量營養素。

除了確保骨骼和牙齒的強健，**鈣**也調節肌肉收縮及幫助血液正常凝結。乳製品是鈣的重要來源；只有部分植物中含有鈣，含量也相當低。

即使輕微的碘缺乏，都可能傷害嬰兒發育中的大腦。**碘**也會影響甲狀腺荷爾蒙的濃度，而甲狀腺荷爾蒙是用來支持代謝功能的。碘的植物性來源相當稀少，因此那些高風險人群，特別是懷孕或哺乳中的女性，應該考慮補充碘。請先諮詢你的家庭醫師。

支持心臟和大腦的 **omega-3 脂肪酸**只能由飲食中獲得（參見第 16-17 頁）。α-亞麻油酸（α-linolenic-acid, ALA）可由不同的植物來源獲得，但研究顯示，植物不是 EPA 和 DHA 這些脂肪酸的理想來源。EPA 和 DHA 可以透過服用以微藻類為原料的營養補充品取得。

維生素 B_{12} 能維持神經和血球細胞的健康。大多數植物性來源的維生素 B_{12} 無法被身體處理，不過你可以將營養酵母撒在餐點上，或者每天服用營養補充品。請你的家庭醫師定期檢查你的 B_{12} 濃度。

鐵能幫助維持免疫系統和組成將氧氣運送到全身的血紅素。缺鐵可能會導致貧血（在英國，十一歲到十八歲女性和女童鐵攝取量低於平均的狀況十分普遍）。維生素 C 能幫助鐵的吸收。身體不能製造鋅，**鋅**有助於製造細胞和酵素，並有助於脂肪、蛋白質和碳水化合物的處理；30 克的大麻籽

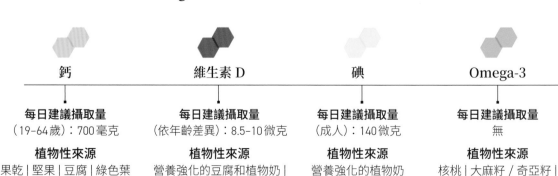

鈣	維生素 D	碘	Omega-3
每日建議攝取量 （19-64 歲）：700 毫克	**每日建議攝取量** （依年齡差異）：8.5-10 微克	**每日建議攝取量** （成人）：140 微克	**每日建議攝取量** 無
植物性來源 果乾｜堅果｜豆腐｜綠色葉菜｜芸豆｜中東芝麻醬	**植物性來源** 營養強化的豆腐和植物奶｜經紫外線照射的洋菇	**植物性來源** 營養強化的植物奶	**植物性來源** 核桃｜大麻籽／奇亞籽｜亞麻籽｜大豆｜菜籽油

吃下如彩虹般色彩繽紛的食物：橘色、紅色和黃色的甜椒，還有綠色葉菜及番茄裡的維生素 C，有助於從純素飲食中吸收更多的鐵。

一顆甜椒能提供三倍以上的每日所需維生素 C

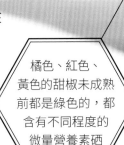

或南瓜籽能供應三分之一成年人對鋅的每日需要量。

　　大多數的成年人並未攝取足夠的**硒**（見下圖）。硒有助於生殖系統的健康、免疫系統的維護還有組織的修復；2-3顆巴西堅果能完整補充每日需要量。

草酸鹽與植酸鹽

　　儘管植物性食品是健康的，有部分可能含有較不具益處的物質——這是應該吃各種食物的另一個理由。舉例來說，菠菜和瑞士甜菜含有草酸鹽，這是一種會降低鈣質吸收的酸。各種不同的豆子、全穀類早餐穀片、堅果和種子（包括杏仁、芝麻和扁豆），都含有會抑制鋅和鐵吸收的植酸鹽。食用前先浸泡，或者在你的早餐穀片中加入莓果，可能會有幫助。

橘色、紅色、黃色的甜椒未成熟前都是綠色的，都含有不同程度的微量營養素硒

維生素 B₁₂

每日建議攝取量
（19-64 歲）：1.5 微克

植物性來源
營養酵母 | 營養強化
早餐穀片 | 酵母抹醬

鐵

每日建議攝取量
男性 18 歲以上 8.7 毫克
女性 18 歲以上 14.8 毫克 /
50 歲以上 8.7 毫克

植物性來源
全麥 | 豆子 | 扁豆 | 梅乾 |
椰棗 | 草莓

鋅

每日建議攝取量
（19-64 歲）：
男性 9.5 克、**女性** 7 毫克

植物性來源
堅果 | 扁豆 | 豆腐 | 藜麥

硒

每日建議攝取量
（19-64 歲）：
男性 75 微克、**女性** 60 微克

植物性來源
巴西堅果 | 全麥麵包 |
糙米 | 扁豆

增加植物性飲食的多樣性
為什麼很重要？

近來關於腸道健康這個話題非常熱門，尤其是關於多樣化的植物性飲食能帶給腸道的正面影響。這不只是一時的健康風尚，還獲得優秀的研究支持。

————

如果我們擁有各種不同的腸道菌，腸道就會比較健康的概念是被廣泛接受的，腸道菌負責執行許多對健康有益的重要功能。我們的腸道中有無數微生物，它們被統稱為腸道菌群（參見第48-49頁）。我們吃下的食物會影響這些細菌的組成。

研究顯示，腸道微生物的多樣性愈高，健康狀況就愈好。一項針對超過一萬份糞便樣品的研究發現，那些每週食用超過三十種植物性食品的人，腸道微生物多樣性比每週食用不到十種植物性食品的人要高。

一項超過兩萬人的大型研究發現，含大量植物性食品的飲食與排便頻率之間有非常強的關聯性。慢性便祕可能對你的健康造成嚴重的連鎖反應，因此維持「規律排便」，是以植物為主的飲食所帶來的另一個好處。

實驗與熟悉感

攝取多樣化的植物性飲食，能幫助提升你的腸道菌群多樣性。將目標放在吃下比平常多的水果和蔬菜——大多數人的蔬果食用量都不夠。用你平常不會使用的豆類來實驗。別忘了，植物性飲食中包括全穀雜糧類作物、堅果和種子。

在關於你的巨量營養素需求方面（參見第10頁），請熟悉可取得的植物性蛋白質、脂肪及碳水化合物來源的種類。植物性碳水化合物是纖維的絕佳來源（參見第18、44頁），纖維對餵養和維護你的腸道菌群十分重要。

植物性蛋白質能互相組合，以滿足你對蛋白質的全部需求（參見第14-15頁）。致力將各種水果和蔬菜納入你整體的飲食中。不要每天都選同樣的東西。

按季節進食
當季的農作物能提供更多的營養素。試著訂購定期配送的蔬菜箱，幫助你嘗試新的蔬菜

抹醬和沾醬
經常使用這些醬料，把它們當作另外的纖維、蛋白質和營養素來源。嘗試堅果醬、鷹嘴豆泥、莎莎醬、酪梨沾醬和中東茄子泥

發酵食品
發酵食品含有活的微生物，對腸道菌群有益，還含有大量有用的營養素

考慮轉換

要讓你的植物性食品清單增加的唯一方法，就是探索替代品。這並不繁瑣。只要選擇一種新的替代品進行嘗試，並定期將它納入你的飲食中，然後再試另一種替代品。

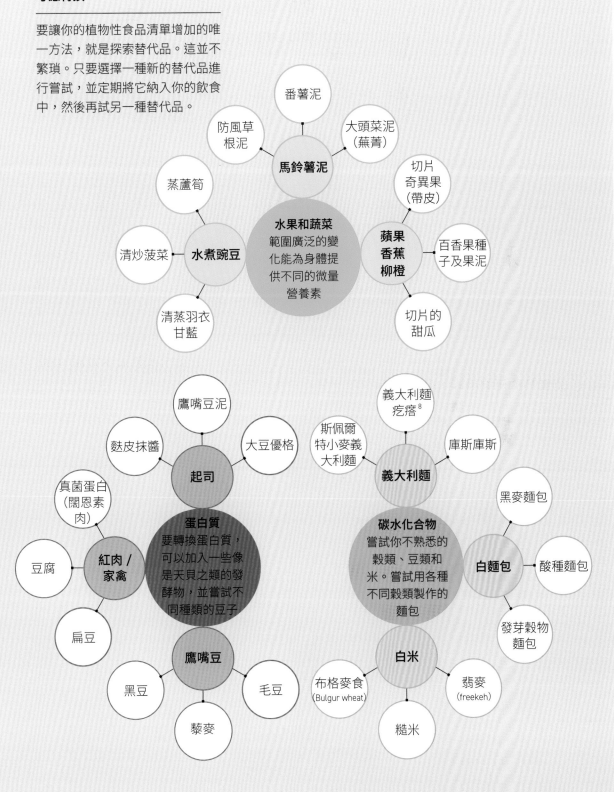

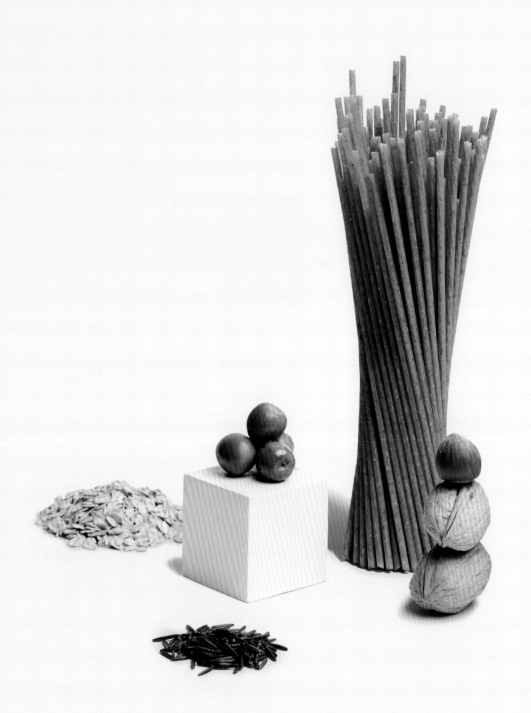

我們能透過進食獲得更好的
健康成果嗎？

我可以藉由飲食提高免疫力嗎？

免疫系統極度複雜，它的作用就像監視系統一樣，能辨識像是細菌、病毒和毒素等病原體，並做出反應。我們選擇的食物，對免疫系統防衛身體的能力可能有所幫助，也可能有所妨礙。

———

「提升」免疫力，是用來推銷營養補充品的行銷概念；事實上，我們的免疫系統是按照非常精確的方式進行運作的。飲食能支持免疫系統，讓它在受到攻擊時能以最佳狀態發揮功能，並維持保護屏障。

雖然我們的免疫系統總是在「開啟」狀態，但在被啟動時，需要額外的能量來促進數百萬個新的免疫細胞生成，以對抗威脅。不良飲食會削弱免疫反應，腸道健康和抗生素的使用也會（參見第140-141頁）。健康的成年人應該能從均衡且多樣化的飲食中，獲取足夠支持免疫功能的微量營養素（有些微量營養素是添加在早餐穀片和麵粉中）。以植物性飲食為主的人，可能需要補充特定營養素（參見第130-131頁）。除非醫師建議，否則營養素補充應該是沒有必要的，而且甚至有可能造成健康問題。如果你覺得自己的免疫系統運作得不太好，或者你採用限制性非常大的飲食方式，請諮詢你的家庭醫師。

關鍵微量營養素

將目標放在經常食用含有這些維生素和礦物質的食物上。（根據英國健康指南的每日營養素建議攝取量。）

- 維生素 A 能支持免疫細胞生成；缺乏維生素 A 可能會增加感染機率。（十九歲到六十四歲的每日營養素建議攝取量：男性700微克，女性600微克。）
- 維生素 B_6 參與製造免疫細胞和抗體的加工處理。B_9（葉酸）和 B_{12} 對紅血球細胞的功能十分重要；B_{12} 還參與了免疫細胞的合成。純素食者可能需要補充 B_{12}。（十九歲到六十四歲的每日營養素建議攝取量：B_6，男性1.4毫克，女性1.2毫

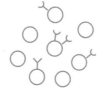

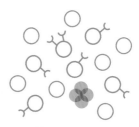

免疫反應

有兩種關鍵免疫反應會協同發揮作用。先天性免疫反應會快速阻止病原體的擴散，而速度較慢的後天性免疫反應則需要先接觸病原體，然後學會快速辨識病原體。

白血球細胞

不同類型的白血球細胞在體內巡邏或等待警報出現。其中許多類型在免疫反應的兩個階段都有作用。

偵測到病原體

這些細胞類型中，有一或多種能經由抗原（病原體的表面蛋白）偵測到病原體。它們會增生並發送訊號給其他免疫細胞。

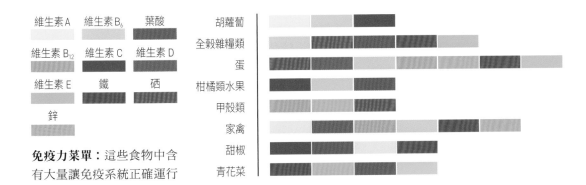

維生素A　維生素B₆　葉酸

維生素B₁₂　維生素C　維生素D

維生素E　鐵　硒

鋅

胡蘿蔔
全穀雜糧類
蛋
柑橘類水果
甲殼類
家禽
甜椒
青花菜

免疫力菜單：這些食物中含有大量讓免疫系統正確運行不可或缺的微量營養素。

克；B₉，200微克；B₁₂，1.5微克。）

- 維生素C能保護細胞、維護皮膚、骨骼和血管，以及更多功能。關於維生素C是否能降低一般感冒這類病毒的感染風險，現有證據是互相矛盾的。（十九歲到六十四歲的每日營養素建議攝取量：40毫克。）

- 已發現缺乏維生素D與免疫反應下降有關（參見第138-139頁）。

- 缺乏維生素E會使發生感染的機率增加，這是因為維生素E會參與白血球細胞和抗體的反應。（每日營養素建議攝取量：男性4毫克，女性3毫克。）

- 鐵對免疫細胞很重要；鐵的量太低也會使貧血的風險增加。肉類來源的鐵，比豆腐、豆子和堅果等植物性來源的鐵，更容易吸收。純素食者和經期缺鐵的女性可能會需要補充鐵，應該諮詢家庭醫師。（每日營養素建議攝取量：十八歲以上男性8.7毫克；女性14.8毫克，或五十歲以上8.7毫克。）

- 硒能支持免疫細胞的製造；在植物性飲食中，每天食用二到三顆巴西堅果就能供應足夠的攝取量。（十九歲到六十四歲的每日營養素建議攝取量：男性75微克，女性60微克。）

- 鋅能協助製造新的免疫細胞。缺乏鋅會使呼吸道感染的機率增加。（十九歲到六十四歲的每日營養素建議攝取量：男性9.5毫克，女性7毫克。）

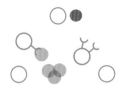

先天性免疫反應

部分白血球細胞會嘗試吸收或摧毀病原體；其他的白血球則試圖摧毀受感染／不正常的細胞。

後天性免疫反應

如果不產生作用，某些白血球細胞便會製造專門針對該病原體的特定抗體將它鎖定；其他白血球則摧毀受到感染的細胞。

記憶細胞

部分抗體和「記憶」細胞（T細胞和B細胞）會存留在體內，以便下一次能快速辨識並鎖定該病原體。

圖例

白血球細胞包括：

- T 淋巴球
- B 淋巴球
- 自然殺手淋巴球
- 巨噬細胞

其他

- 病原體
- 抗體
- 被感染的細胞

138

我應該試著從飲食中獲取更多
維生素 D 嗎？

維生素 D 對健康的牙齒、骨骼和肌肉都不可或缺，但你知道，嚴格說來維生素 D 是一種荷爾蒙嗎？ 與其他維生素不同，我們只需要透過陽光直接照射在皮膚上的作用，就能自行製造維生素 D，不過我們可能需要一些補充。

任何不是居住在高緯度地區的人，都應該能夠在春季和夏季獲得足夠達到維生素 D 需求的 UVB 曝曬，只要每天在戶外讓腿部或前臂曝曬大約15分鐘即可。（雲的遮蔽和寬頻防曬可能會降低曝曬的效果。）10月到次年3月間，北半球的陽光對我們要製造足夠維生素 D 來說太弱，因此我們需要其他來源以維持體內維生素 D 的濃度。

只有少數幾種食物含有兩種主要型態的維生素 D：D$_2$（ergocalciferol，麥角鈣醇）是植物性的，存在於營養強化牛奶、早餐穀片和蘑菇。油性魚類和魚油是 D$_3$（cholecalciferol，膽鈣化醇）的優質來源，1 湯匙的鱈魚肝油含有 30 微克，而其他動物性來源的 D$_3$ 含量則較低。

我需要多少維生素 D ？

維生素 D 和其他營養素的交互作用，讓我們得以建構和維持健康的骨骼與肌肉：例如維生素 D 能幫助身體吸收並保留鈣。根據英國健康指南，大多數孩童和成人每天需要的維生素 D 是 10 微克；因為很難從飲食中攝取到這個量，10月到次年3月間可能必須補充 10 微克的維生素 D。曬太陽機會不多或完全不曬太陽的人，還有五歲以下的兒童，全年都應該每日補充 10 微克維生素 D；膚色較深的人也該考慮補充。因為母乳的維生素 D 含量很低，喝母乳和那些營養強化配方奶攝取量不到 500 毫升的嬰兒，應該每天補充 8.5 微克維生素 D。

維生素 D3

由陽光而來的維生素 D 是惰性的，身體會在一個兩階段的過程中將它轉換成具生物活性的型態。

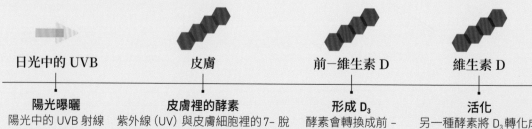

日光中的 UVB	皮膚	前－維生素 D	維生素 D
陽光曝曬 陽光中的 UVB 射線穿透皮膚。	**皮膚裡的酵素** 紫外線（UV）與皮膚細胞裡的7- 脫氫膽固醇（7-dehydrocholesterol）酵素發生反應。	**形成 D$_3$** 酵素會轉換成前－維生素 D，再重組成維生素 D$_3$。	**活化** 另一種酵素將 D$_3$ 轉化成骨化三醇（calcitriol），即維生素 D$_3$ 具活性的型態。

維生素 D 存在於許多身體組織內，而且可能對健康有多重影響；已知缺乏維生素 D 與發炎反應、體重增加，以及糖尿病風險增高有關。更令人振奮的是，近期的研究已確認維生素 D 對女性及男性生育力的潛在效益，同時還發現，體內維生素 D 濃度足夠的女性較不易流產。

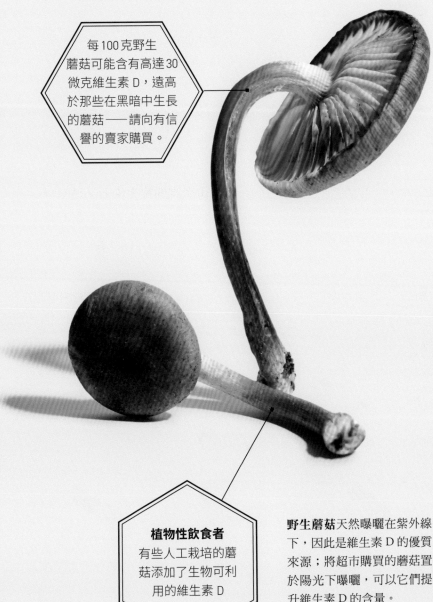

> 每 100 克野生蘑菇可能含有高達 30 微克維生素 D，遠高於那些在黑暗中生長的蘑菇——請向有信譽的賣家購買。

植物性飲食者
有些人工栽培的蘑菇添加了生物可利用的維生素 D

野生蘑菇天然曝曬在紫外線下，因此是維生素 D 的優質來源；將超市購買的蘑菇置於陽光下曝曬，可以它們提升維生素 D 的含量。

維生素 D 的食物來源

天然含有大量維生素 D 的食物非常少，而且主要都是動物性的。

油性魚類
鱒魚和鮭魚是維生素 D 的豐富來源，每 100 克含有約 17 微克；鯡魚、鯖魚和沙丁魚的維生素 D 含量較少，但仍然不失為好的選擇。

蛋黃
陽光下放養的母雞所下的蛋，維生素 D 含量是室內飼養母雞的三至四倍。

肉類和動物內臟
豬肉、羊肉、牛肉、肝臟和腎臟含有少量維生素 D，標準的一份含量約在 0.5-1 微克間。

營養強化食品
某些國家的特定食品會以維生素 D 進行營養強化。包括了牛奶和豆奶（還有以它們為原料的產品），早餐穀片和柳橙汁。

腸道健康在免疫反應中有任何作用嗎？

儘管免疫系統和腸道間的關係還有許多未知，科學家們已經發現一些極為重要的關聯。

———

研究顯示，我們有高達70％的免疫系統位於腸胃道內，其中包括體內80％製造免疫球蛋白A（IgA）抗體的漿細胞（plasma cells）。消化道是我們體內每天最常與外界接觸的部位，這些日常接觸主要是食物和有益的腸道菌，不過也有病原體和有毒物質。腸道中的免疫細胞不僅能抵禦這些有害的「異物」，更獨特的是，它們還有能力識別將這些入侵者與同樣「外來」但必要的食物營養素和腸道菌群中的益菌區分開來。

腸道菌的關鍵作用

此外，科學家們還發現腸道菌群的繁衍如何有助於確保嬰幼兒免疫系統的健全發展。有證據顯示，腸道菌在刺激腸道免疫細胞的擴張、抗體分泌的正常功能，以及兩種類型的T細胞群（即活化大多數其他免疫細胞的白血球細胞）之間的平衡方面具有關鍵作用。

免疫相關疾病

輔助型T細胞可分為Th1和Th2兩類。我們生來就具有更多的Th2細胞，而新生兒腸道中定殖的細菌需要達到Th1和Th2之間的平衡。如果無法達成平衡，Th2細胞偏多，就會導致過敏。因此，一些科學家推論，嬰兒腸道菌發展不良，可能是西方國家過敏和因過敏反應引起的病症，例如氣喘和濕疹發生率增加的根源。

過敏、自體免疫疾病和免疫系統之間的關聯相當複雜。過敏的情況，是免疫系統會將無害的非入侵者識別成有害的。像是乳糜瀉和類風溼性關節炎等自體免疫疾病，身體會攻擊自身組織。愈來愈多證據顯示，腸道菌群的組成會影響這些免疫相關疾病的發生風險。

這一切並不代表你的腸道與免疫間的交互作用，在三歲時就已固定下來。在一項近期研究中發現，食用包括大量發酵食品（參見第48-53頁）在內的高纖維飲食，能同時增加腸道菌群的功能和多樣性，進而產生個人化的免疫反應並減少發炎。

建構你的腸道菌

我們的腸道菌群被認為在三歲時就穩定下來，從那時起，一直到進入成人期都維持相仿。這表示早期的生活經歷可能會影響腸道菌群的細菌組成，進而影響我們的一生。

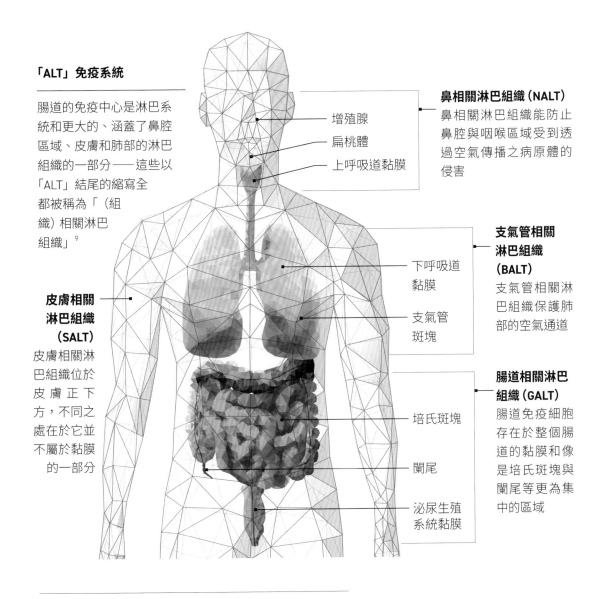

「ALT」免疫系統

腸道的免疫中心是淋巴系統和更大的、涵蓋了鼻腔區域、皮膚和肺部的淋巴組織的一部分——這些以「ALT」結尾的縮寫全都被稱為「（組織）相關淋巴組織」[9]

鼻相關淋巴組織（NALT）
鼻相關淋巴組織能防止鼻腔與咽喉區域受到透過空氣傳播之病原體的侵害

增殖腺
扁桃體
上呼吸道黏膜

支氣管相關淋巴組織（BALT）
支氣管相關淋巴組織保護肺部的空氣通道

下呼吸道黏膜

支氣管斑塊

皮膚相關淋巴組織（SALT）
皮膚相關淋巴組織位於皮膚正下方，不同之處在於它並不屬於黏膜的一部分

腸道相關淋巴組織（GALT）
腸道免疫細胞存在於整個腸道的黏膜和像是培氏斑塊與闌尾等更為集中的區域

培氏斑塊

闌尾

泌尿生殖系統黏膜

9 可能會是黏膜、腸道或皮膚等不同部位身體組織。——譯者注

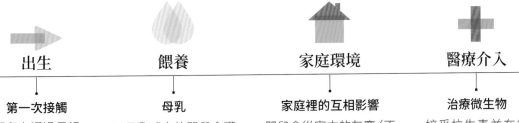

出生

餵養

家庭環境

醫療介入

第一次接觸
嬰兒在通過母親產道期間遭遇的細菌，啟動新生兒腸道菌群定殖的過程。

母乳
以母乳哺育的嬰兒會獲得母親皮膚上的微生物，同時母乳中也有來自母親腸道的細菌和用於餵養腸道菌群的糖。

家庭裡的互相影響
嬰兒會從家中的灰塵（不需要對清潔太過於偏執！）、寵物，還有人類訪客身上獲得更多的細菌。

治療微生物
接受抗生素並在無菌保溫箱內維持生命的早產兒，其腸道菌群的組合與足月出生的嬰兒不同。

睡眠品質和營養之間有任何關係嗎？

睡眠品質和飲食之間是否會互相影響尚未完全確定，但其中似乎確實有關聯。不過，品質良好的睡眠，對健康和幸福感的重要性是毫無疑問的。

———————

剝奪睡眠可能會導致健康問題。在睡眠期間，身體和心靈都獲得放鬆和充電，為第二天提供能量。體內大量維護和修補的工作會在我們睡眠時發生。

睡眠衛生

飲食和睡眠衛生（睡眠品質）似乎是有關聯的。充足的優質睡眠，再加上白天規律地進食，決定了荷爾蒙的健康生成。

遵循健康均衡的飲食（參見第40-41頁）是達成良好睡眠衛生的最佳方法之一。毫無意外，有大量證據將地中海飲食（參見第36-39頁）與更好的睡眠衛生及較低的失眠程度連結在一起。

不良的睡眠衛生與體重增加

睡眠不足與肥胖症之間的關係已經過大量研究。睡眠不足會使掌管食欲（見對頁）的荷爾蒙發生混亂，讓我們覺得更餓。

研究顯示，比起那些有充足睡眠的人，睡眠時間較短的人，通常會日積月累地攝取更多熱量，而且傾向選擇高脂肪含量的食物。

在實驗室的實驗中，被剝奪睡眠的人傾向維持相同的正餐分量，但會在深夜時分吃零食（我們都曾經歷過！），他們的平均進食量接近每日熱量攝取的130％，這些熱量當中，有大約500卡是在深夜攝取的。雖然十分顯而易見，但從營養學的角度看來，當你覺得疲倦時乾脆去睡覺，會比吃零食讓自己保持清醒來得合理。

不良的睡眠衛生與體重減輕

在一項針對每晚睡眠時間不到6小時的節食者的研究中，有70％研究參與者減輕的體重是來自瘦的肌肉，而非脂肪。脂肪是一種富含能量的物質。當你睡眠不足時，皮質醇的濃度會增加，促使身體更容易進入打或逃模式的狀態。身體變得不願意放棄脂肪，寧願把這種有豐富能量的資源保留給即將發生的打或逃狀態，所以它轉而代謝肌肉（由蛋白質組成）。

換句話說，如果你試圖減重但卻睡眠不足，你將會失去想要保留的——也就是肌肉；而且你還會緊緊抓住想要丟掉的——也就是脂肪。你可能正在努力節食、管理你的欲望，然後卻因為缺乏睡眠而破壞了你所有的努力。

對睡眠友善的飲食習慣

避免會妨礙睡眠的食物。辣的食物、咖啡因（參見第72頁），還有酒精全都會阻礙睡眠。

試著在就寢前吃少許含蛋白質或碳水化合物的零食。色胺酸是一種能促進睡眠的胺基酸，所有蛋白質食物中都含有少量。最佳來源有蛋、大豆、家禽、肉類、魚和起司。色胺酸是睡眠促進化學物質血清素和褪黑激素的前驅物。色胺酸需要搭配碳水化合物食品一起食用，才能發揮鎮靜的效果。

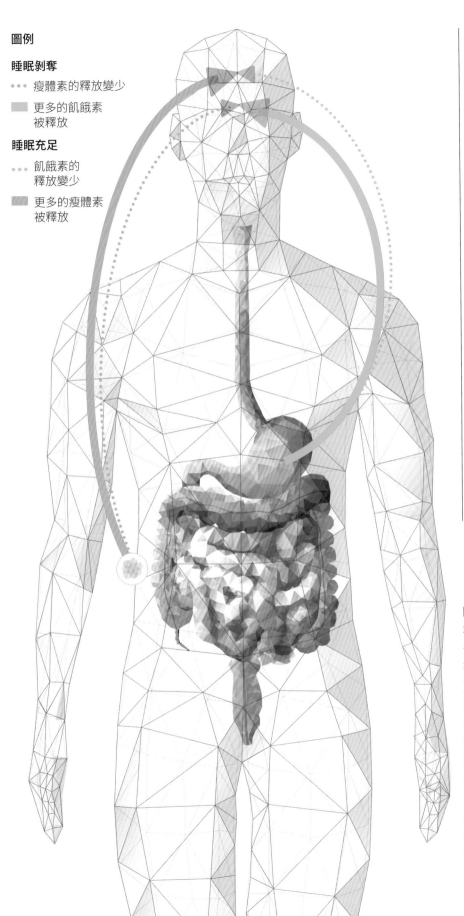

圖例

睡眠剝奪

- ••• 瘦體素的釋放變少
- ▨ 更多的飢餓素被釋放

睡眠充足

- ••• 飢餓素的釋放變少
- ▨ 更多的瘦體素被釋放

每晚需要
7-9
小時
的睡眠

三分之一的英國人每晚能獲得
7
小時
的睡眠

另外三分之一的人每晚可獲得大約
6
小時
的睡眠

八分之一的人靠著每晚只睡
5
小時
生活

睡眠剝奪會導致許多種荷爾蒙發生紊亂，包括那些掌管睡眠的荷爾蒙（參見第105頁）。當睡眠被剝奪時，比正常情況下更多的飢餓素（飢餓荷爾蒙）會被釋放，同時瘦體素（飽足感荷爾蒙）存在的量會變少，導致吃零食和暴飲暴食的行為。當你睡眠充足時，這個情況會被反轉。

飲食對緩解月經症候群有幫助嗎？

全球有半數人口一生中都會經歷月經經期，然而卻沒有多少探討飲食如何影響月經和經痛的高品質研究。

我們已經知道某些營養素（見對頁）似乎能減輕症狀，所以試著將這些營養素納入你的日常飲食裡是很合理的。

經前症候群

經前症候群（PMS）是指月經來潮前幾天和開始出血後，這段期間所經歷的生理與心理不適的綜合症狀。症狀包括了情緒低落和情緒起伏、頭痛、腹脹、下背部疼痛、乳房漲痛、痤瘡，以及疲倦。

據估計，有30-40％的女性經歷過經前症候群，其中有77％會出現心理症狀，而71％會感到疲勞，部分案例還會感覺虛弱力竭。三名女性中就有一名回報無法表現得和平日一樣。

體內鈣和維生素D含量太低，可能會使症狀加重。研究顯示，補充和（或）攝取富含這些營養素的食物，可能有助於緩解症狀。補充10微克的維生素D。鐵可能有助於增加精力。由於月經期間體內的鐵會隨經血流失，確保維持大量鐵的膳食來源，可避免缺鐵的風險。

經痛

經痛（痛經）是最常見的經期症狀，影響了85％的女性。當經期開始時，叫做前列腺素的發炎性化合物濃度會增加。這些化合物會使子宮肌肉收縮，讓血液排出。鎂和omega-3可藉由減少收縮，協助緩解痙攣的感受。近期的研究顯示，補充具有抗發炎特性的omega-3脂肪酸可以降低疼痛的強烈程度。魚油也顯示出類似的結果。

補充維生素D、E和薑，也能減輕經痛的嚴重程度。薑含有薑醇和薑酮，可能具有抗發炎和止痛的效果。

部分有限的證據顯示，低脂素食飲食和鈣的補充，能減少經痛的持續時間和疼痛強度。

消化症狀

許多人表示在月經期間會出現消化方面的不適，以及排便習慣的改變，最為紊亂的狀況會發生在經期的第一天。在月經來之前的幾天裡，雌激素和黃體素這兩種荷爾蒙的濃度會上升，為可能發生的懷孕做準備。已知這些荷爾蒙會減緩腸胃蠕動。

重點放在盡量好好進食，這包括飲食中大量的纖維、飲用足夠的水，以維持排便健康。減少攝取酒精、咖啡因、高脂肪食品和氣泡飲料等會增加消化道發炎反應，並導致腹脹的食物，也是明智之舉。有些（未受控管的）研究表示，習慣性攝取咖啡因和月經異常有關。

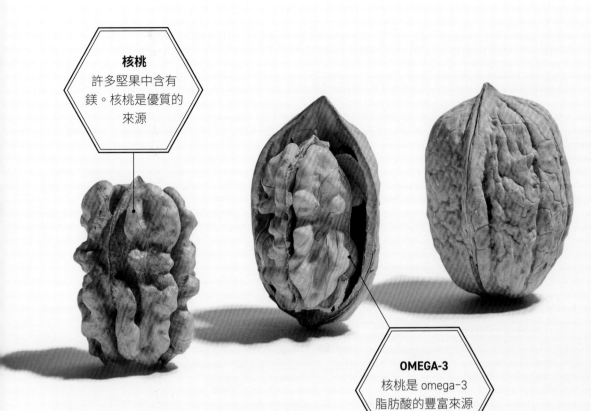

核桃
許多堅果中含有鎂。核桃是優質的來源

OMEGA-3
核桃是 omega-3 脂肪酸的豐富來源

鎂藉由放鬆子宮肌肉及減少前列腺素分泌（導致經痛的發炎性化合物）來減輕經痛。會經痛的人生成的前列腺素，比不會經痛的人多八到十三倍。食用含有鎂的食物，例如核桃，並嘗試瀉鹽[10]浴以獲得更多生物可利用的鎂。

來源

鎂	OMEGA-3	鈣	維生素 D	鐵
南瓜籽	鮭魚	牛奶	鮭魚	肝臟
核桃	鱒魚	起司	鯖魚	紅肉
巴西堅果	鯖魚	優格	鯡魚	豆類
杏仁	沙丁魚	營養強化牛奶	沙丁魚	堅果
腰果	亞麻籽	營養強化麵包	紅肉	蛋
花生	奇亞籽	帶骨沙丁魚	蛋黃	果乾
葵花籽	菜籽油	罐頭帶骨鮭魚	營養強化食品	家禽
大豆	酪梨	羽衣甘藍	經日光曝曬的	魚
以小麥為原料	大豆	柳橙	蘑菇	全穀雜糧類
的食品	葉菜類	青花菜		深綠色葉菜
煮熟的菠菜	核桃			
馬麥醬[11]				

---

10 瀉鹽是天然的硫酸鎂。──譯者注
11 使用啤酒釀造過程中最後沉澱堆積的酵母製作的醬料。──譯者注

我該因為更年期改換不同的飲食嗎？

儘管有半數的人都會出現不同程度的更年期症狀，但更年期的症狀仍未有足夠的公開討論。這讓我們更有理由討論特定食物是否有助於緩解這個重大的人生轉變。

———

對大多數女性來說，更年期是自然老化的過程，在這個過程中，她們會因為荷爾蒙濃度減退而不再有月經（停經）。被稱為植物雌激素的植物性化合物，可能有助於緩解更年期最常見的熱潮紅和夜間盜汗兩種症狀。截至目前為止，植物雌激素研究都集中在異黃酮這個類型，異黃酮存在於大豆和以大豆為原料的食品及飲料。與大豆攝取量較低的美國絕大多數處於圍停經期（perimenopause）[12]或更年期的女性相比，只有10-20%的亞洲女性會經歷熱潮紅。

針對大豆對更年期症狀影響的研究得到的結果混雜不一。不過，2021年一篇針對超過四百項研究的文獻回顧總結認為，每天服用50毫克異黃酮與減輕熱潮紅發作的頻率和嚴重程度有關。這50毫克可從包含在均衡飲食內的兩份大豆食品或飲料中獲得。科學家們還不瞭解確切的作用機制，

不過異黃酮似乎能在不會真正影響雌激素濃度的情況下，產生微弱的類雌激素效益。

比起豆腐、天貝和大豆，以大豆為原料的起司和肉類替代品通常會添加更多的鹽，而且含有更多脂肪，所以請不要太常食用。咖啡因和酒精可能也會加重熱潮紅的症狀。

乳癌的風險

有些乳癌是雌激素依賴型的，已有研究辨識出大豆和乳癌風險增加之間的關聯性。2021年的文獻回顧總結認為，異黃酮的化學性質與雌激素不同，而大豆異黃酮做為健康飲食的一部分是安全可食用的，不會增加乳癌的發生或復發風險。這是根據每天攝取最多100毫克異黃酮（大約250克豆腐或最多850毫升大豆飲品）做出的結論。（在服用高劑量植物雌激素營養補充品前，最好還是要尋求醫療建議。）

大豆一直都是有幫助的嗎？

大豆異黃酮與人類雌激素的化學結構雖然不完全相同，但很類似，這代表異黃酮發揮作用的方式可能與雌激素不同。有些人可能會感受到輕微的類雌激素效應，例如較輕微的熱潮紅，而對其他人則沒有影響。

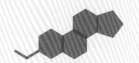

人類雌激素

人類雌激素與體內器官與組織中存在的兩種雌激素受體結合的程度相似。

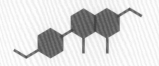

大豆異黃酮

大豆異黃酮傾向與其中一種類型的受體結合，對身體的影響可能與人類雌激素不同，例如產生抗氧化效益。

12 內分泌、生物和臨床症狀接近停經至停經後一年，即為圍停經期。──譯者注

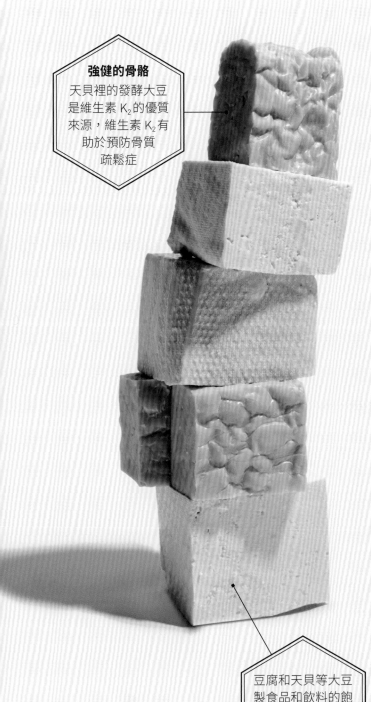

強健的骨骼
天貝裡的發酵大豆是維生素 K_2 的優質來源，維生素 K_2 有助於預防骨質疏鬆症

豆腐和天貝等大豆製食品和飲料的飽和脂肪含量低，有助於維持正常的膽固醇濃度

豆腐和天貝：豆腐是將豆漿凝固擠壓所製成；天貝是由煮熟的黃豆製成，而且經過發酵。

心臟與骨骼健康

停經後的女性罹患心血管疾病的風險較高，因此應該少吃鹽、攝取更多纖維，並且用不飽和脂肪取代飽和脂肪。鈣也十分重要，因為更年期可能會加速與年齡相關的骨密度下降。你應該可以從健康的飲食中獲得足夠的鈣，來源包括綠色葉菜、加鈣營養強化的食品、乳製品，還有連骨頭一起食用的魚。和鈣一起獲得足夠的維生素 D 也非常重要，你可能會需要營養補充品，尤其是如果你有骨質缺乏和骨質疏鬆症（參見第138-139頁）。

每日的大豆強化
2份大豆製食品可能有助於減輕熱潮紅，其分量大體上約等於：

100克大豆素肉碎

半塊（100克）天貝

100克毛豆

250毫升大豆飲品2杯

250毫升大豆飲品1杯＋200克原味大豆製優格替代品

我可以透過飲食來延緩老化過程嗎？

除了影響外表、靈活性和認知健康外，變老還可能讓我們發生非傳染性疾病的可能性增加。飲食能幫助我們活得更久，並增進晚年生活的健康幸福嗎？

———

到了2050年，超過六十歲的人口預計將達到二十億，是2015年的兩倍多。老化會使發生慢性疾病的風險增加，例如第二型糖尿病、癌症，或者是心臟病，然而科學家們尚未完全釐清背後的複雜機制。有一種理論認為，從飲食中獲得的抗氧化物（例如維生素 C 和 E、硒及鋅），可能有助於保護我們免於潛在有害的自由基分子，以及加速我們老化的細胞損傷。研究指出，比起營養補充品，從包含了各種植物的均衡飲食中獲取這些營養素更加安全；營養補充品通常含有身體不一定需要的高濃縮劑量，而且過量可能會帶來有害的影響。

地中海飲食

證據普遍顯示，健康的生活方式與較低的慢性疾病發生風險之間有相關性。一項根據長期資料進行的研究發現，那些習慣吃有大量蔬菜、全穀雜糧類和魚的地中海式飲食的人，順利變老的可能性要高出30%。（順利變老的定義是，在沒有重大行動問題或慢性疾病、沒有喪失認知技巧，而且心理健康良好的情況下活到七十歲。）研究人員追蹤將近五十萬中年英國人的資料發現，包括飲食在內的整體健康生活方式，可讓男性預期壽命增加六年、女性增加七‧五年。

過量的糖如何使皮膚老化

膠原蛋白和彈力蛋白維持皮膚的緊實，但會因糖化作用而受損。這個過程會被食用大量高 GI（升糖指數）的食物加速，尤其是能快速轉換成血液中糖分的甜食。

圖例

- 糖
- 膠原蛋白
- 彈力蛋白

健康的表皮觸感柔軟，而且看起來是平滑的

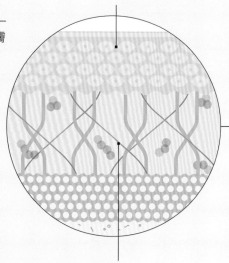

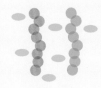

糖化作用

過量的糖分子在血液中「糖化」，也就是與膠原蛋白和彈力蛋白纖維形成連結，將這些蛋白裡的胺基酸連接在一起。

膠原蛋白和彈力蛋白是真皮（內層）中的蛋白質

皮膚老化

　　二十歲之後，膠原蛋白的生成會逐漸下降，同時皮膚細胞的數量和大小會縮減，使皮膚變薄。鮭魚和鯖魚等油性魚類可能有助於支持皮膚細胞。水果和蔬菜中的抗氧化物，尤其是維生素A（β胡蘿蔔素）、維生素E和C、茄紅素及葉黃素，能夠中和自由基造成的傷害。增加你攝取的食物，納入羽衣甘藍、胡蘿蔔、菠菜、紅甜椒、番茄和蕪菁葉。成年人也可以每天食用二到三顆巴西堅果來獲得支持皮膚的硒；研究人員已發現，每天食用60克一份的杏仁兩份，六個月後能使皺紋的嚴重程度明顯減輕。

支持關節和大腦

　　我們變老的同時肌肉量和骨質密度會下降，增加骨質疏鬆症和虛弱的風險。十九歲到六十四歲的健康成年人應該將目標放在一天攝取700毫克的鈣，還有吸收鈣所需要的足夠維生素D（參見第138-139頁）來保護骨骼的健康。年長者（還有哺乳的女性）應該將鈣的攝取量增加到至少1千毫克。要幫助肌肉修復和生長，將目標訂在每餐食用一份（大約手掌大小）的蛋白質，例如雞胸肉、綜合豆類及豆腐。進行一些負重運動也很重要。數項研究也已發現較低的整體心智衰退程度與食用不飽和脂肪間的相關性（參見第150-151頁）。

表皮變得更薄；皺紋加深

  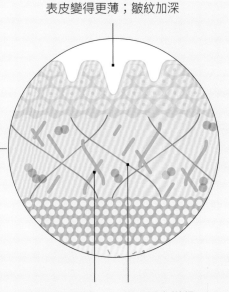

糖化終產物的形成　　自由基

糖化終產物 (AGEs)
糖化終產物形成，進一步連接膠原蛋白和彈力蛋白，使皮膚彈性下降。

交叉連接的膠原蛋白／彈力蛋白變得更僵硬、更難以修復；糖化終產物也會產生新的自由基，造成更多損傷。

彈力蛋白強度減弱並發生降解　　膠原蛋白變得較不具彈性

我可以透過飲食預防失智嗎？

「失智症」是指不同的認知障礙，通常一開始都很輕微，然後會變得嚴重到足以影響生活。在進入晚年前養成健康的飲食習慣，可能是降低風險的方法之一。

失智症的症狀，包括解決問題或溝通出現困難、記憶喪失，以及情緒波動。失智症有許多種類，具體症狀則取決於背後的病因。以阿茲海默症而言，主要是因大腦結構發生變化導致細胞死亡所引起，而血液供應受限則會導致血管性失智症。當失智症在老年發生時，部分病例被認為是與生活方式有關的。

失智症與飲食

證據顯示，中年時期保持健康的體重和生活方式能減少發生失智症的機率。大量研究也顯示，認知和飲食間肯定有關聯性；儘管並未建立起因果關係，但指向與食用多樣化、低鹽、低糖及低飽和脂肪，同時包含大量蔬菜與全穀雜糧類的地中海飲食有關。精製碳水化合物，包括添加在許多加工食品內的糖，會被快速吸收，而且會引起比複合碳水化合物更大的胰島素反應。患有第二型糖尿病的人似乎有更高的失智風險，不過探討其中原因的研究還在初期階段，有可能是過量的胰島素使稱為 β 澱粉樣蛋白的蛋白質更快在大腦內積累的緣故。

健腦食物？

科學家們結合了經研究顯示對降低第二型糖尿病風險和心血管問題都有益的其他兩種飲食法要素，設計出麥得飲食（Mediterranean-DASH Intervention for Neurogenerative Delay, MIND；又稱心智飲食，全稱是「地中海－得舒飲食介入延遲神經衰退」）。不過，麥得飲食特別強調綠色葉菜（雖然食用其他蔬菜也是很重要的）和莓果，因為它們的抗氧化物特性有助於降低氧化壓力，氧化壓力是體內自由基和保護性的抗氧化物之間的不平衡狀態，可能會導致細胞損傷。

除此之外，部分研究顯示，食用更多的 omega-3 脂肪酸能降低失智症發生的機率；omega-3 的優質來源包括油性魚類（參見第 42-43 頁）。然而，其他研究並未發現有任何效果，因此還需要長期研究。高濃度的糖化終產物（AGEs）分子與發炎反應，以及出現在許多慢性疾病，例如阿茲海默症發生之前的氧化壓力有關；這些分子可能也會導致大腦細胞內 Tau 蛋白的糾結混亂。當血液中的葡萄糖與蛋白質或脂肪結合時，便會在體內形成糖化終產物；經過高溫烹煮的食物，也有可能形成大量糖化終產物。

糖化終產物濃度與烹煮方法

牛肉，高濃度 油炸 | 9,522	**牛肉**，低濃度 燉 | 2,443
雞肉，高濃度 烤 | 5,975	**雞肉**，低濃度 水煮 | 2,232
鮭魚，高濃度 炙烤 | 3,012	**鮭魚**，低濃度 低溫水煮[13] | 2,063
馬鈴薯，高濃度 油炸 | 694	**馬鈴薯**，低濃度 水煮 | 17

阿茲海默症與大腦

無數神經細胞在腦內四處傳遞訊息，然後再傳送到身體。阿茲海默症會干擾它們的溝通和修復過程，還會導致比正常情況下更多的神經元損耗。科學家們仍在研究發生這個現象的確切原因。

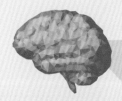

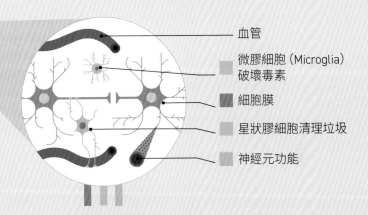

血管

微膠細胞（Microglia）破壞毒素

細胞膜

星狀膠細胞清理垃圾

神經元功能

健康的大腦

神經元網路藉由將電子和化學（神經傳導物質）訊號發送通過稱為突觸的間隙進行溝通，而且會持續不斷地自我修復

當有狀況出現時

β 澱粉樣蛋白

在阿茲海默患者的大腦中，這種正常狀態下無害的廢棄物，會異常大量地聚集在神經元之間形成斑塊

「輔助」細胞

微膠細胞和星狀膠細胞不但沒有移除像是 β 澱粉樣蛋白一類的垃圾，反而會引起發炎反應，進一步讓神經元受損

TAU 蛋白

正常情況下，這些蛋白質會支持神經元的內部結構；在阿茲海默症患者身上，它們會糾纏在一起，擾亂神經元的訊息傳遞功能

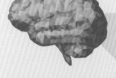

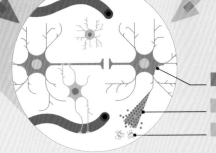

阿茲海默症患者的大腦

隨著更多的神經元受損並死亡，神經網路的溝通瓦解，大腦該部分區域便會萎縮。初期會影響記憶；後期則影響語言能力、理性和行為

β 澱粉樣蛋白斑塊

受損的神經元

Tau 蛋白質纏結

---

13 低溫水煮（poach），定義上是將溫度維持在微滾的水慢慢將食物變熟。——譯者注

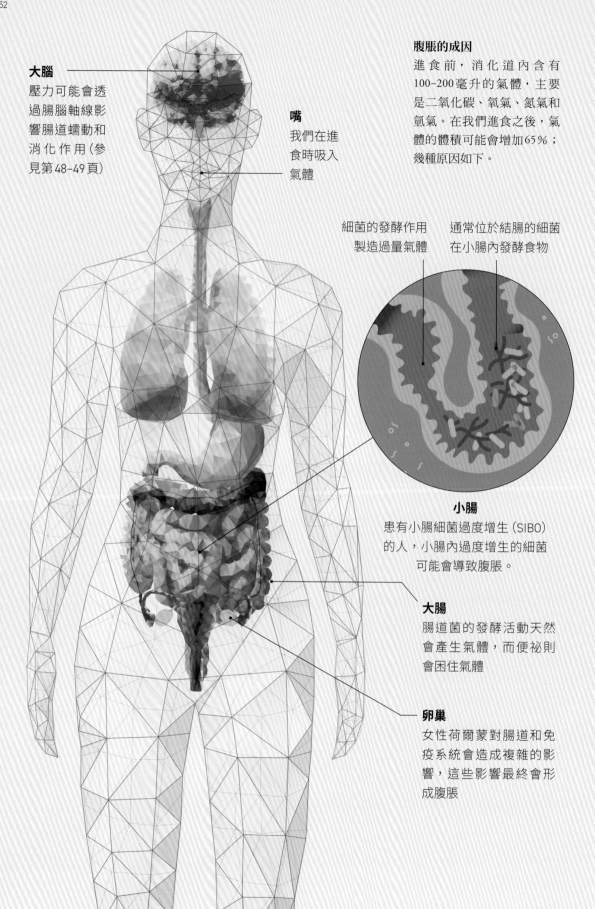

大腦
壓力可能會透過腸腦軸線影響腸道蠕動和消化作用（參見第48-49頁）

嘴
我們在進食時吸入氣體

腹脹的成因
進食前，消化道內含有100-200毫升的氣體，主要是二氧化碳、氧氣、氮氣和氫氣。在我們進食之後，氣體的體積可能會增加65%；幾種原因如下。

細菌的發酵作用製造過量氣體

通常位於結腸的細菌在小腸內發酵食物

小腸
患有小腸細菌過度增生（SIBO）的人，小腸內過度增生的細菌可能會導致腹脹。

大腸
腸道菌的發酵活動天然會產生氣體，而便祕則會困住氣體

卵巢
女性荷爾蒙對腸道和免疫系統會造成複雜的影響，這些影響最終會形成腹脹

為什麼我會感覺腹脹？

腹脹是與我們腸道中氣體有關的感覺。你會感覺腹部腫脹而且通常會鼓起。腹脹
會讓我們有不舒服的飽腹感，有時候還會伴隨著疼痛、脹氣和反胃。

即使在「禁食」狀態下，我們的消化道都含有氣體，這些氣體會在進食後因為吞嚥進來的空氣，和消化過程中產生的氣體而增加。但胃在我們吃正餐的時候膨脹是正常的：胃是不應該保持平坦的！

食用豆類這種高纖維食物，會因為大腸中的氣體生成增加，而導致腹脹；但纖維能藉由改善消化和加速腸道傳送減輕腹脹。當我們吞嚥的時候，空氣會進入胃部，導致腹部鼓脹。這種情況會在吃得太快，或進食時喝下大量液體、尤其是氣泡飲料時加劇。其他主要影響因素：

壓力 感到有壓力時，可能會透過改變神經傳導物質濃度等方式，影響腸腦軸線的溝通機制（參見第48-49頁），這會擾亂我們充分消化食物的能力，並因為腸道蠕動受到影響，而造成便祕或腹瀉。

荷爾蒙 女性比男性更容易感覺腹脹，可能是因為性荷爾蒙的差異，以及這些荷爾蒙濃度波動的關係。經期前黃體素濃度的升高，可能會引起腹脹和其他消化問題；而雌激素則會藉由誘發一氧化氮合成酶刺激腸道肌肉的放鬆。

腸道菌群 我們的腸道菌會分解難消化的食物，製造出的副產品就是氣體。大腸激躁症的患者（參見第164頁）由於內臟超敏反應的關係，更容易感受到腹脹。已有研究顯示，上述患者產生的氣體量實際上和健康個體相近。

便祕 糞便傳送的延遲和糞便量的增加，會導致氣體的累積和留存，而糞便長時間停留在大腸會使細菌發酵作用增加，讓情況惡化。

小腸細菌過度增生（SIBO） 大部分腸道菌居住在我們的大腸內。當這些細菌在小腸中增生、擾亂消化和吸收，導致腹脹時，便發生小腸細菌過度增生的問題。

腸道敏感 已有證據顯示有一種被稱為內臟超敏反應（visceral hypersensitivity）的疾病存在，這種病症對腹脹和其他症狀有更高的敏感性或感知能力。有消化道疾病的患者，特別容易出現腸道敏感。

不耐症 對那些患有食物不耐症的人來說，食用無法耐受的食物會導致腹脹。例如乳糖不耐症的人沒有可以消化牛奶中乳糖的酵素，因此乳糖會轉而由腸道菌進行分解，製造出過量的氣體。

腹脹可以治療嗎？

沒有一體適用的療法，而且治療方案往往是個人化的。

治療方案的範圍從改變與飲食、運動和壓力等方面相關的生活方式；益生菌的使用；到藥物的使用，例如給便祕患者的輕瀉劑，或者是給小腸細菌過度增生患者的抗生素。辨識出可能的病因，對治療潛在疾病來說相當重要，例如大腸激躁症或食物不耐症患者的飲食問題。儘管腹脹很常見而且相當正常，但如果持續腹脹，請務必就醫查明原因。

放屁正常嗎？

排氣可能會讓人覺得很尷尬，但放屁完全是件非常正常的事，而且也是消化作用中重要的一部分。你永遠不會聽到一位營養學家迴避放屁的問題！

———

大多數人一天會放屁五到十五次。放屁是腸道菌群健康的訊號（參見第48-49頁），但如果變得氣味難聞或次數增加，就可能需要進行檢查。

過多的氣體

我們之所以會放屁，是因為腸道內的自然發酵作用。產生異常氣體量的原因可能有幾個：過度餵養腸道；當我們因為食物不耐症而無法消化某些食物；或者是你突然增加飲食中的纖維量，這可能會讓身體受到衝擊，因為身體不習慣這麼辛苦地工作；又或者是如果食物通過腸道的速度太快，例如在我們腹瀉的時候。相反的，如果食物通過腸道的速度太慢，我們就會便祕，發酵過程會有很長的時間「釀造」正常情況下應該已經被排出的食物，從而產生氣體這項副產品。

難聞的氣味

在排氣時，我們製造出的氣體多半是無味的。當我們的腸道分解含硫化合物時，就會產生氣味難聞的屁，含硫化合物會貢獻出含硫（而且有臭味）的氣體，例如硫化氫。如果你經常聞到這些味道，你可能會需要檢視你的飲食，並尋求註冊營養學家或營養師的幫助。

可能會製造出有硫磺味氣體的食物包括：

- **動物性蛋白質**——肉類、蛋白粉、蛋
- **植物性食品**——青花菜、高麗菜、花椰菜、大蒜、洋蔥
- **飲品**——紅酒、啤酒

儘管每個人都是獨一無二的，不過許多科學家都認為高蛋白質攝取量是造成排氣發出臭味的主因，並建議在減少任何植物性食物前，先降低飲食中的蛋白質含量（建議攝取量請參見第15頁）。藉由安全緩慢地從植物性食品中增加飲食裡的纖維，實際上可以幫助腸道菌群以一致的步調分解食物，而不是以斷斷續續的方式空等。

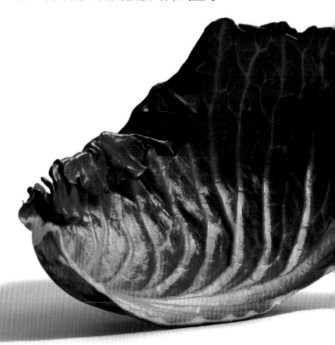

紫甘藍 不只是高麗菜，所有十字花科的蔬菜都會導致有臭味的屁。

為什麼我會便祕？

便祕會令人沮喪，有時還會帶來痛苦，
導致排便費力和硬便。

無法被身體消化的食物會進入大腸，在此與液體混合形成糞便。隨後腸道肌肉會繃緊和放鬆，將糞便推向臀部的最末端。如果你經常發現排便困難，你可能有便祕的問題：

- **慢傳輸型便祕**的發生情況是，糞便通過大腸的時間太過冗長，糞便中大量的水分被吸收，使其變得乾硬。

- **排便障礙**可歸結為最後要排出糞便時，相關肌肉協調性差而造成的問題。這可能是童年如廁習慣導致的結果，或者是生理結構上的問題。

- **便祕型大腸激躁症**是大腸激躁症的一種，多半是由便祕所引起的（參見第164頁）。

便祕的症狀包括
一週排便不到三次
排便困難而且疼痛
排便時需要非常用力排出的糞便像小而硬的顆粒
有糞便並未全部排出的感覺

兒童便祕

我們的消化系統從出生到成年都在經歷改變，尤其是在出生後的第一年，隨著固態食物的引進，便祕成了離乳期（斷奶）的常見症狀。腹痛的兒童通常肯定患有便祕，不過還是應該每次都進行檢查。

我該如何緩解便祕？

每天最少喝1.5-2公升的水，同時逐步增加你飲食中來自植物性食品的纖維。纖維因為不會透過腸壁被吸收，所以能增加糞便體積；纖維也能吸收水分，使糞便軟化。運動也有助於腸道蠕動。輕瀉劑在某些情況是有幫助的，例如產後和劇烈疼痛的人。但輕瀉劑也可能讓便祕的情況變得更糟，而且你可能對它們產生依賴性，這會影響腸道菌群和如廁習慣。坐在馬桶上將背部挺直，與你的腿成90度，這會讓腸道受到擠壓。採用更接近「蹲踞」的姿勢，使你的腿和軀幹成35度角；腳凳可能會有幫助。

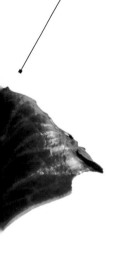

高麗菜
硫代葡萄糖苷是高麗菜中會導致屁味難聞的含硫植化素

腹瀉是由飲食引起的嗎？

腹瀉指的是排便比正常情況更加頻繁且呈現鬆散、水樣的糞便，而其觸發的原因各式各樣，從壓力、旅行、焦慮到飲食等都有。

———

每一天，有9公升的水會進入我們的小腸，其中90％會被再吸收。當腸道內有太多水，或是被再吸收的水不夠多時就會發生腹瀉。雖然腹瀉會導致脫水，但光是喝更多水會讓嚴重腹瀉的情況變得更糟，可能需要改喝口服電解水。

電解質流失

腹瀉會讓你的電解質失衡：電解質即礦物質，包括鈉、鉀和鈣，能幫助調節體內的液體，並有助於促進細胞正常發揮功能。用電解質粉，或者喝牛奶或椰子水補充電解質。對大多數人來說，短暫的腹瀉在家就可以獲得控制，不過慢性腹瀉可能令人擔憂，所以請盡快就診。

汙染的食物和水

飲食可能會引起腹瀉，例如在曲狀桿菌（Campylobacter）或大腸桿菌（Escherichia coli, E. coli）等細菌藉由被汙染的食物進入體內時；或者是在寄生蟲藉由被汙染的水進入體內時，例如導致梨形鞭毛蟲症（會引起胃炎）的梨形鞭毛蟲（Giardia lamblia）。這些是在衛生條件不佳的地方度假時，發生腹瀉的常見原因：保持良好的衛生習慣（見右頁），並避免使用可能不安全的自來水和未煮熟的食物。

食物觸發因素

如果你有食物不耐症，這可能會導致稀便；飲食也可能觸發症狀包括腹瀉在內的大腸激躁症（參見第158-167頁）。其他更常見的食物相關原因包括：

- **辣的食物**可能會刺激胃壁。
- **油膩的油炸食品**有時含有可能令身體難以分解的飽和脂肪和反式脂肪，進而導致腹瀉或更為嚴重的症狀。
- **咖啡**會刺激你的消化系統，同時還會讓你精神敏銳，許多人在喝完咖啡不久後會排便。
- **飲用酒精飲品**可能會在隔天引起稀便，尤其是喝啤酒或紅酒的時候。
- **高 FODMAP 食物**中，含有會導致腹瀉的可發酵性寡醣、雙醣、單醣及多元醇。舉例來說，大蒜和洋蔥含有聚果醣，這是一種部分大腸激躁症患者覺得難以消化的碳水化合物。（大蒜和洋蔥還含有不可溶性纖維，這些纖維能讓食物更快通過消化系統。）
- **部分人工甜味劑**會擾亂消化系統，因此含有人工甜味劑的食品可能會有標籤警示它們的輕瀉劑效果。

食物中毒

大腸桿菌天然就存在於人類和動物
的腸道內,並且能協助消化,但某
些會製造毒素的菌株在透過受汙染
的食物和水被攝入體內時,可能會
引起腹瀉。

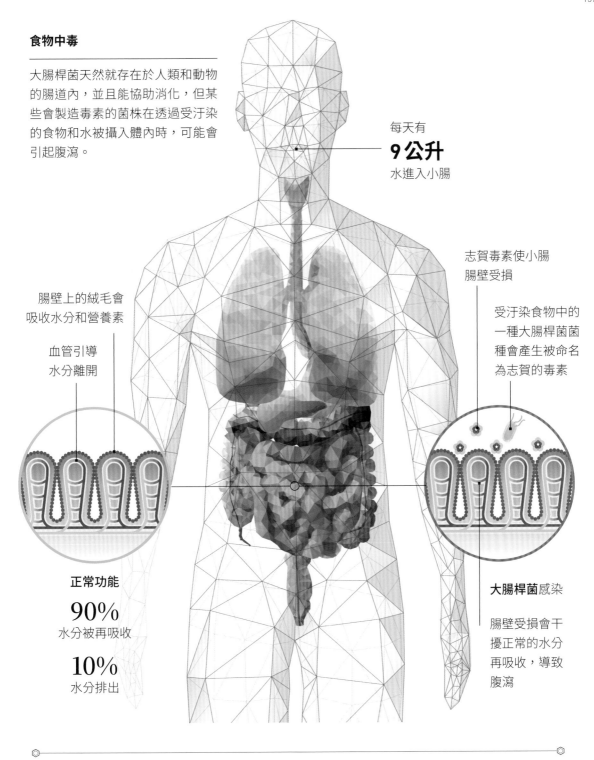

每天有
9公升
水進入小腸

腸壁上的絨毛會
吸收水分和營養素

血管引導
水分離開

志賀毒素使小腸
腸壁受損

受汙染食物中的
一種大腸桿菌菌
種會產生被命名
為志賀的毒素

正常功能

90%
水分被再吸收

10%
水分排出

大腸桿菌感染

腸壁受損會干
擾正常的水分
再吸收,導致
腹瀉

良好的衛生習慣
藉由維持高標準的衛生條件來降低你因為汙染物而發生腹瀉的風險:

如廁後和進食或準備食物前,用肥皂和溫水徹底**清洗雙手**。

清潔馬桶,包括沖水把手和坐墊,每次發生腹瀉後,都要用消毒劑清潔。

避免和其他家中的成員**共用**毛巾、洗臉毛巾、餐具,或者是器皿。

我該擔心食物過敏和食物不耐症嗎？

吃下食物後的異常反應，即「食物的不良反應」，可能是食物不耐症（通常會被稱為食物敏感）或食物過敏的結果。儘管經常被相提並論，但這是兩種截然不同的反應。

————————

我們所有人不時都會有消化不良的情況，如果程度輕微且頻率不高，通常不需擔心。不過，如果進食後經常感到不適，則可能是過敏或不耐。過敏可能會很嚴重，在某些案例中會危及性命，因此認識過敏的徵兆十分重要。英國人口中，有食物過敏的不到4%；食物不耐似乎較為普遍。

食物過敏

食物過敏是一種不良的免疫反應。它通常出現得很突然，而且可能會被少量食物觸發。過敏反應會在每次攝入食物後發生，無論你吃多少或食用次數有多頻繁。過敏反應有兩種不同類型。免疫球蛋白 E 介入（IgE-mediated）的過敏反

免疫球蛋白 E 介入的過敏反應

當免疫球蛋白 E 第一次將過敏原與樹突細胞結合時，樹突細胞會啟動製造更多過敏原特異性免疫球蛋白 E 的程序。接著，免疫球蛋白 E 會黏附到消化道裡的肥大細胞（一種免疫細胞）上，準備好在同樣的蛋白質被再次攝入時做出反應。

應，是指身體製造專門針對已消化食物的抗體。這種過敏可能會是終生的，症狀從蕁麻疹、腫脹到過敏性休克（anaphylactic shock）都有。非免疫球蛋白 E 介入的過敏反應，則牽涉到免疫系統的其他組成要素。這些反應的出現速度要慢很多，而且更難診斷，症狀包括腹脹、嘔吐和腹瀉。

有幾個因素會導致食物過敏，包括飲食、環境和遺傳。雙重過敏原暴露假說（dual-allergen exposure hypothesis）認為，早期透過皮膚接觸過敏原（例如保濕霜裡的堅果油），可能會使過敏的可能性增加，而在嬰兒時期攝入那些過敏原可能會促進耐受性。研究學者們已經發現，早期且規律的攝入花生與預防花生過敏有關，特別是那

圖例

- ☿ 白血球細胞 –T 細胞
- ☿ 白血球細胞 –B 細胞
- ⬭ 免疫球蛋白 E
- ⬤ 過敏原
- • 發炎性物質（組織胺）

樹突細胞

免疫球蛋白 E　　　　樹突細胞與過敏原

身體會製造針對過敏原食物中特定蛋白質的免疫球蛋白 E 抗體

免疫球蛋白 E 將過敏原與樹突細胞結合，傳送訊息給 T 細胞

些因為皮膚屏障受損而面臨較高風險的兒童，比如患有濕疹的兒童。（整顆的堅果和花生不應讓五歲以下的兒童食用，有窒息的風險。）

不耐症

不耐症是直接影響消化作用的非免疫反應，通常與攝入食物的量或攝入頻率有關。有些不耐症會被食物中的特定化學物質觸發，而其他的則是在缺乏分解特定食物所需要的酵素時發生。食物不耐症儘管不會危及性命，但可能嚴重影響生活品質。症狀往往會逐步發生，可能包括起疹子、搔癢、腹脹和腹瀉（最後兩項症狀也可能是由其他疾病所引起，例如大腸癌，因此請就醫檢查）。

飲食工業的陷阱

似乎現在每個人都有不耐症，英國有高達20％的人已經改變他們的飲食來排除某些食物。但沒有證據能解釋這種現象上升的原因；這種明顯的增加，更可能是由於自述症狀和跟隨流行飲食，而非不耐症實際發生的狀況。一項研究發現，有34％的父母表示他們的孩子有食物過敏，但其中只有5％的孩童被發現有過敏現象。

媒體充斥著錯誤訊息，鼓勵人們將金錢浪費在他們不需要的昂貴產品上。缺乏監管的另類療法治療師為人們做出其實並沒有的不耐症診斷，這可能會延誤合格的醫事人員做出正確的診斷（參見第160-161頁）。從我們的飲食中排除常見的主食，比如說麵包，可能會導致營養不良。更令人擔憂的是，由於不必要地限制食物，人們罹患飲食失調的風險會變得更高。向有正式登記的醫事人員尋求正確的診斷或建議，並依據他們的指導來改變飲食。

人們可能不耐受的食物包括：

乳糖
牛奶和其他含有乳糖的產品

許多藥片裡會添加乳糖做為填充劑

血管活性胺
（vaso-active amines）
紅酒、氣味濃厚的起司和藍紋起司、鮪魚、鯖魚、豬肉製品，以及其他食品

天然化學物質
例如水楊酸鹽類和麩胺酸

部分食品添加劑
尤其是安息香酸（即苯甲酸）、亞硫酸鹽、防腐劑，以及味精（麩胺酸鈉）

更多常見的觸發物請見第160-161頁

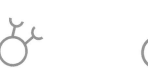

T 細胞

B 細胞

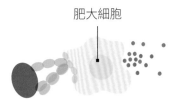

肥大細胞

肥大細胞與過敏原

T 細胞被觸發，釋放叫做介白素的訊號化合物

介白素促使 B 細胞生成更多對過敏原有專一性的免疫球蛋白

免疫球蛋白 E 黏附到肥大細胞上，在過敏原進入體內時與它們結合，促使肥大細胞釋放發炎物質

我要怎麼知道我有沒有過敏或食物不耐？

食物過敏和不耐症可能會讓生活非常艱難，如果你覺得自己患有其中一種，在辨識、治療和管理這個問題上，尋求醫療協助是很重要的。

要弄清楚你罹患的是食物過敏還是不耐症，可能會是個困難的過程。在科學界，關於過敏還有許多懸而未決的問題。如果你擔心，盡可能在徹底排除某類食物前尋求醫師協助，以得到正確的檢測，同時避免任何營養缺乏。最好能記錄食物日誌，並監測自己的症狀。

診斷食物過敏

讓人們過敏的食物有很多，一些最常見的就是牛奶、小麥、蛋、花生、木本堅果、魚、甲殼類，還有部分水果和蔬菜。除此之外，有些食物添加劑可能會使已經存在的過敏症狀加重。例如，用於保存食物的亞硝酸鹽可能會導致某些患有氣喘的人發作，但不是所有的氣喘患者都必須避開亞硝酸鹽。口腔過敏症候群（oral allergy syndrome）是一種較少見的過敏類型，在口腔過敏症候群中，身體會將某些水果或蔬菜裡的蛋白質認為花粉中的蛋白質，引起像是口腔和（或）咽喉搔癢，以及口腔區域的輕微腫脹等症狀。

乳糜瀉（小腸對麩質超級敏感的情況）嚴格說來並不是食物過敏，而是一種對麩質發生過敏反應而引起的自體免疫疾病，麩質是一種存在於小麥、大麥和黑麥的蛋白質。據信在英國和歐洲，每一百人中就有一人受到乳糜瀉的影響；然而，目前只有大約30%的患者被臨床診斷出來。症狀可能包括痙攣、腹脹、反胃和胃食道逆流。對小麥過敏而沒有罹患乳糜瀉，或者患有非乳糜瀉麩質敏感

乳糖不耐

乳糖，是一種存在於大多數乳製品中的糖。人體分解乳糖需要乳糖酶這種酵素，因此當身體無法製造足夠的乳糖酶時，乳糖會在未消化的狀態下通過腸道，導致像是痙攣和腹脹等不耐症的症狀發生。

圖例

- 乳糖酶
- 乳糖
- 葡萄糖
- 半乳糖
- 水
- 細菌
- 短鏈脂肪酸
- 二氧化碳
- 氫氣
- 甲烷

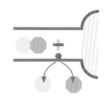 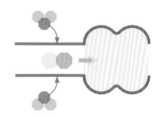

高乳糖酶濃度	乳糖酶減少
乳糖在小腸內被消化 乳糖酶將乳糖拆分成可被吸收進入血液的葡萄糖和半乳糖	**跳過小腸** 未消化的乳糖移動到大腸，導致結腸內的水分增加

（不過對此病症所知甚少）是有可能的。

關於人們為什麼會過敏，瞭解得並不多。如果你家中有人過敏或曾經過敏，你也出現過敏的可能性會更高，不過不一定是同一種。有過敏的人通常還有其他病症，例如氣喘或花粉熱（乾草熱）。

免疫球蛋白E介入的食物過敏（參見第158-159頁）可藉由測量血液中的抗體，或是將抗原嵌入皮膚內觀察是否有反應來進行診斷。或者，監督下的排除飲食可能有助於你找出過敏原。

發現食物不耐

可能引起消化道不適的食物清單很長。常見的觸發物，包括味精、咖啡因、酒精、人工甜味劑和防腐劑等食品添加物，一類被稱為FODMAPs的碳水化合物（參見第166-167頁），蛋、酵母菌、果糖，甚至還有進入食物的毒素。少數食物不耐症會持續終生，在大多數情況中，人們可以少量食用而不會發生耐受問題。

兩種最受到廣泛討論的食物不耐症，是小麥和乳糖。麩質經常被誤認為造成消化道不適的罪魁禍首，但麩質不耐無法以醫學方法辨識出來，很多時候症狀可能是由其他原因所引起，例如大腸激躁症、壓力、焦慮、發炎性腸道疾病，或者是乳糜瀉。乳糖是一種雙醣，主要出現在乳製品內。當人缺乏乳糖酶（見下表）時，便無法將雙醣分解成單醣類的葡萄糖和半乳糖進入血液，就會發生乳糖不耐。這可能導致乳糖堆積在消化系統內，引起脹氣、痙攣、腹瀉、腹脹，還有反胃。（更多關於麩質和乳糖的資訊請參見第162-163頁。）

目前臨床上並沒有有效的檢驗能用來診斷不耐症。做為替代，不耐症是藉由剔除可能的觸發食物並觀察症狀進行確認，隨後再逐步重新引進被排除的食物。

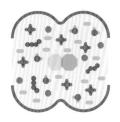

發酵作用	發酵作用的副產品
乳糖在結腸中被消化	**痙攣和腹脹**
乳糖反而被結腸中的細菌消化，引起發酵作用	因發酵作用導致酸和氣體增加，可能會引起痙攣和腹脹

過敏和不耐症
有些食物會引起過敏，而其他的則可能導致不耐症。有些食物可能會同時導致兩者發生。

過敏
牛奶
花生
木本堅果
魚
甲殼類
部分水果和
蔬菜
大豆
芹菜
芥末
芝麻
松子
肉類

蛋
小麥

不耐
味精
咖啡因
酒精
人工甜味劑
人工食品防腐劑
FODMAPs
（參見第166-167頁）
酵母菌
果糖
乳糖
麩質
血管活性胺
（存在於紅酒、氣味濃厚的起司和藍紋起司、鮪魚、鯖魚、豬肉製品，以及其他食品）
水楊酸鹽類

我要如何將麩質和乳糖從
飲食中去除？

如果你被醫師告知要把飲食中的麩質或乳糖移除，可能會令人望而卻步，
但你可以在不損害營養的前提下成功做到這件事。

麩質來源

麩質會出現在各種產品中，在你意想不到的食物中也會發現麩質

麵粉

麵包和其他烘焙商品

早餐穀片

義大利麵

餅乾

蛋糕

大豆醬油

啤酒

湯

加工肉品

現成的醬汁

即食餐點

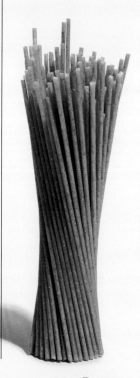

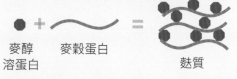

麥醇　　麥穀蛋白
溶蛋白

麩質

什麼是麩質？
麥醇溶蛋白（gliadin）和 麥穀蛋白（glutenin）與水結合後，會生成被稱為麩質的網狀結構，麩質具有彈性，在烘焙中尤其有用。

大多數人不需要將麩質或乳糖從他們的飲食中剔除，但那些被建議要這麼做的人，只要保持健康、均衡的飲食，同時攝入替代食品，他們的健康和精力水準往往會有顯著的改善。諮詢醫師或註冊營養師，弄清楚你究竟需要排除些什麼，同時請記得，儘管無麩質對一部分人可能會有正面的成果，但對其他人來說，無麩質可能弊大於利。

排除小麥或麩質

如果你需要避開小麥或麩質，或兩者都要避開，請注意它們之間的區別。如果診斷出患有乳糜瀉（免疫系統對麩質發生異常反應），除了麩質以外，你還需要從飲食中排除黑麥、大麥和燕麥。有些對小麥過敏的人（身體產生針對小麥中蛋白質的抗體時發生）可以食用各式穀物，其他人卻不行。無麩質產品不見得是無小麥，反之亦然，所以請檢視標籤。

麩質出現在許多日常食品中（見左圖）。麩質也會出現在方便食品裡，所以請確實仔細地檢視標籤。幸好買得到這些食品的無小麥或無麩質產品。除了麵粉之外，泡打粉也可以是無小麥或無麩質的。同時也要注意通常為了混合物的質地和黏合度，而添加在烘焙食品中的三仙膠；患有乳糜瀉或麩質不耐症的人通常也會對這種物質產生反應。無麩質食品的纖維含量較低，而且脂肪和糖的含量通常會比它們含有麩質的對應產品更高，而且因為無麩質食品並

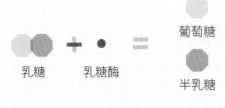

乳糖　　乳糖酶　　　　　　　葡萄糖

半乳糖

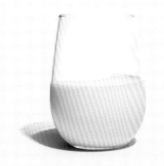

乳糖的消化

乳糖是一種存在於牛奶中的天然糖。乳糖在小腸內被乳糖酶分解成兩種簡單的糖，即葡萄糖和半乳糖，隨後這兩者會被吸收進入血液。

不受與小麥產品營養強化相同的規範管理，它們的維生素及礦物質含量，包括鐵、維生素 B 和鈣也較低。因為麩質（蛋白質）被去除的關係，無麩質產品的蛋白質含量也較低。

排除乳糖

就像麩質與小麥有所區別，乳糖不耐和牛奶過敏也是不一樣的。乳糖不耐是因缺乏乳糖酶所致，乳糖酶是一種酵素，能將乳糖分解成更容易吸收的糖（參見前文及第160-161頁）。牛奶過敏是對動物奶裡多種蛋白質中的一種出現免疫反應，不過最常見的是因牛奶中的 αS1- 酪蛋白所引起的。請記住，儘管無乳糖的產品不含乳糖這種糖類，它們可能還是含有牛奶蛋白。

在排除含乳糖的食物時，想一想你本來會從原始產品中獲得的維生素和礦物質，並計畫在你飲食的其他地方將它們加回來。尤其要尋找含有鈣、維生素 D 和 B_{12}，還有碘的食物。例如，B_{12} 和碘會出現在魚和蛋中。「無乳糖」產品含有和標準乳製品一樣的維生素和礦物質，不過它們也添加

了乳糖酶，在乳糖進入身體前預先進行消化。米奶（rice milk）、燕麥奶、杏仁奶、榛果奶、藜麥奶和豌豆奶，全都是很棒的無乳製品乳汁替代品（不過米奶內因含有微量的砷，不應該給五歲以下兒童食用）。

牛奶經常會被加入加工食品中，因此要排除乳糖不像移除牛奶、奶油、起司和優格等明顯乳製品那麼簡單。來自牛奶的常見成分請參見右側表格，見右表。

留心注意

你需要對自己食用的每樣東西提高警覺，以避免交叉汙染。歐盟法律規定，食物包裝上必須明示存在的過敏原，通常會以粗體字強調，並且列在同一個表格中。包裝上通常會使用「可能含有」這樣的敘述，來描述該食品中可能有一或更多種常見過敏原的汙染。餐廳和小飯館也必須以書面方式提供過敏原的所有飲食資訊，並以口頭傳達客人。

乳糖的來源

乳糖存在於許多乳製品、蛋白質，還有原料中

白脫牛奶[14]
酪蛋白鈣或酪蛋白鈉
酪蛋白（凝乳）
酪蛋白酸鹽
低脂鮮乳酪
酥油
水解酪蛋白
水解乳清蛋白
乳白蛋白
乳球蛋白
乳糖
人造奶油
乳蛋白
乳固形物
乳糖
調製乳
乳清和乳清固形物

---

14 Buttermilk，酪乳，製作奶油時剩下的奶類液體。——譯者注

我是不是患有大腸激躁症（IBS）？

如果你苦於消化道不適，有可能是大腸激躁症引起的，而非食物不耐症，
但是你必須向醫師諮詢來確定這一點。

大腸激躁症是最常見的功能性消化道疾病，全球的發病率為2-15％。大腸激躁症較常見於女性，而且與許多其他疾病不同，大腸激躁症的發病率會隨年齡增長而降低。症狀各有差異，而且可能發生改變，不過普遍包括腹脹、便祕和（或）腹瀉，還有反覆出現的腹痛——患者必須至少有三個月頻繁腹痛的經歷，並且在診斷前至少六個月便開始出現症狀才能確診。

診斷和治療

大腸激躁症發生的機制仍然不清楚，但研究顯示它們具多因子病因，而且因人而異。現在大腸激躁症被認為是腸腦軸線（參見第49頁）的失調；在許多案例中，壓力會使病情更加惡化。食物裡的特定分子也產生很大的作用（參見第166頁）。由於大腸激躁症的症狀與其他疾病相似，例如發炎性腸道疾病和乳糜瀉，因此通常難以診斷。醫師會從評估患者的臨床病史開始進行識別，還有非常重要的，排除其他疾病，然後進行體檢，有時候會需要做大腸鏡和實驗室檢驗。大腸激躁症有四種亞型：便祕型（IBS-C）、腹瀉型（IBS-D）、混合型（IBS-M），以及未分類大腸激躁症（IBS-U）。不是每個人對大腸激躁症的治療都有相同反應。改變飲食和生活方式，是首選治療方案；接著，你可能會嘗試解痙劑（即抗痙攣藥物）、抗憂鬱劑（因為神經調節物質可能會影響排便、內臟超敏反應，以及消化道傳輸速度）、輕瀉劑，或者是止瀉劑。此外，還有認知行為療法和其他心理干預療法。然而治療並不代表能治癒，而且往往只能針對這種多模式疾病的一部分。減少或排除攝取特定食物，可能會有效（參見第166-167頁）。

腸痙攣 腸痙攣是大腸激躁症常見的症狀，發生腸痙攣時，腸道肌肉自發性地收縮，導致排便不規律和腹痛。

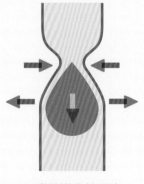

正常腸道收縮順序

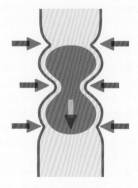

發生痙攣

什麼是發炎性腸道疾病（IBD）？

發炎性腸道疾病，指的是因消化道發炎而引起的兩種病症：
克隆氏症和潰瘍性結腸炎。

───────

克隆氏症會對消化道從口腔到肛門的任意部位造成影響，不過大多數患者受影響的部位是小腸下半部。發炎是局部性的，而且可能延伸深入多層消化道管壁。在潰瘍性結腸炎中，發炎反應被限制在大腸和直腸。這種病症會引起腸道內壁潰瘍，繼而可能出血並產生黏液。這兩種發炎性腸道疾病的症狀，包括持續腹瀉、腹痛、直腸出血、體重減輕，以及疲倦。

和大腸激躁症的情形一樣，造成發炎性腸道疾病原因尚未徹底釐清。研究人員相信，飲食、壓力、免疫力和遺傳都是影響因素，發病風險則取決於年齡、種族、家族病史、吸菸，以及大量使用非類固醇消炎藥（NSAIDs）。

發炎性腸道疾病首先可以透過檢驗糞便鈣衛蛋白（faecal calprotectin）的濃度進行診斷，接著用內視鏡或大腸鏡和病理切片確診。有一些藥物能用於治療發炎性腸道疾病，但飲食也可能會發揮非常大的作用，尤其是對那些患有輕度發炎性腸道疾病的人來說。醫師們也建議發炎性腸道疾病患者接種幾種疫苗以預防感染。在病情嚴重的情況下，患者可能會接受手術移除受損的消化道部位，不過多虧了醫療技術的進步，這個方法已經變得不那麼常用了。

◇────────────────◇

乳糜瀉

雖然不是發炎性腸道疾病的一類，但乳糜瀉可能會導致類似症狀發生。

這種病症會在你食用麩質時，引起免疫系統攻擊你自身的組織，破壞小腸腸壁，這可能會使營養素的吸收減少。如果不加以治療，會出現包括貧血、骨質疏鬆症、不孕症、神經性疾病和神經損傷等併發症，在極少數的情況下還會併發小腸癌和腸道淋巴瘤。（請同時參見第160頁）。

◇────────────────◇

發炎反應的發生模式
儘管兩種發炎性腸道疾病的特徵都是發炎，但克隆氏症和潰瘍性結腸炎發炎的位置是有差異的。

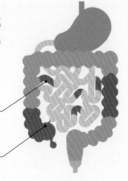
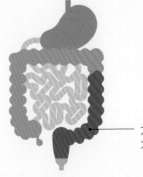

大腸和小腸都出現發炎反應

小腸和大腸之間出現狹窄部位

大腸持續不斷地發炎

克隆氏症　　　　潰瘍性結腸炎

什麼是 FODMAPs，避開它們就能治癒大腸激躁症嗎？

如果你已經為了改善大腸激躁症（IBS；參見第164頁）的症狀，而改變自己的生活方式，但沒有看到任何效果，接下來可能得與一位有執照的醫療專業人員合作，研究所謂的低 FODMAP 飲食。

FODMAPs，即「可發酵性寡醣、雙醣、單醣和多元醇」（Fermentable, Oligo-saccharides, Di-saccharides, Mono-saccharides, and Polyols），是一類無法被小腸消化的碳水化合物。當我們吃下它們，它們會被傳遞到大腸，在大腸內被腸道菌發酵。許多食物都屬於 FODMAP 的範疇，包括蘋果、酪梨、梨、芒果、花椰菜、大豆、黑麥、豆子和豆類。

「可發酵的」，包括了能被腸道菌發酵和當成食物利用的食物。寡醣，是一種碳水化合物，通常含有三到十個簡單的糖分子；例如存在於洋蔥、大蒜、小麥、黑麥和大麥裡的聚果醣，以及豆子和扁豆中的半乳寡醣（GOS）。雙醣，例如乳糖，含有兩個簡單糖分子，還有單醣，例如果糖，含有一個簡單糖分子。山梨醇和甘露醇屬於多元醇（也被稱為「糖醇」），主要存在於無糖甜點、薄荷糖和口香糖中，再加上某些水果和蔬菜。

FODMAPs 如何引起症狀

FODMAP 症狀發生背後的機制尚未完全釐清，不過有兩種主要假說：

- 「**小腸假說**」，認為 FODMAPs 是具滲透活性的分子（意即會觸發水分通過有選擇性的可滲透薄膜，從高濃度區域往低濃度區域擴散），這會導致小腸內的水分增加，引起膨脹、腹脹和不適。

- 「**大腸假說**」，認為 FODMAPs 會增加結腸

胃

小腸

大腸

腸道裡的 FODMAPs

FODMAPs 可能會導致過多的水分被吸入小腸裡，或者會在大腸內發酵，產生氣體並引起不適。

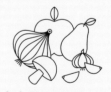

含大量 FODMAPs 的食物

大蒜、洋蔥、青花菜、蘑菇、蘋果、梨、西瓜、櫻桃，還有小麥製品，例如義大利麵和糕點都被歸類為高 FODMAPs 食物

的細菌發酵作用和氣體生成。這會引起腹脹、脹氣和不適。

一般認為，心理因素和被改變的腸腦軸線（參見第49頁）會造成壓力和焦慮，而繁忙的生活形態可能也具有一定的影響。

低 FODMAP 飲食

低 FODMAP 飲食（LFD），是減輕大腸激躁症症狀及改善患者生活品質流行而有效的方法。事實上，低 FODMAP 飲食已被證實有70-80％的機率能減輕大腸激躁症患者的腸道症狀。儘管看起來似乎限制性非常大，但如果正確地遵循，這種飲食法是容許個人化的。為了確保你在整個過程中能維持健康，只在有監督的情況下才開始採行低 FODMAP 飲食是非常重要的。患者會與營養專家約診兩或三次，過程會有三個階段：

1．排除：患者在四到六週的時間內，必須限制飲食中所有 FODMAPs 食物。這段時間結束時，患者的症狀應該有所改善。

2．重新加回：在接下來的幾週，患者開始系統性地將 FODMAPs 重新納入飲食中，一次將一種食物以逐漸增加分量的方式加進飲食裡，讓患者能辨別出每一種 FODMAPs 引發症狀的臨界值。

3．個人化：隨著時間過去，患者可以將自己的飲食個人化，加進不會引起症狀的 FODMAPs，同時減少或排除那些會引起症狀的，在飲食維持充足營養的同時控制症狀。

如果你認為自己患有大腸激躁症，請諮詢家庭醫師。儘管低 FODMAP 飲食在某些人身上取得絕佳的成果，但只能在受到建議及有專業人士支持的情況下才能採用。此外，也不建議長期持續使用這種飲食法，因為從長遠看來，腸道菌群多樣性的減少（這可能是低 FODMAP 飲食造成的結果）對腸道健康可能更加不利。

FODMAPs
是一類會在大腸被發酵的難消化碳水化合物

F 可發酵性

O 寡醣

D 雙醣

M 單醣

A 和

P 多元醇

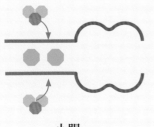

小腸

FODMAPs 導致水分被吸入小腸裡，引起膨大和鼓脹

大腸內的細菌反應

大腸內的細菌會發酵 FODMAPs，這會導致氣體的生成

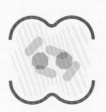

氣體堆積＝膨脹

肌肉壁隨著因發酵作用產生的氣體累積而擴張

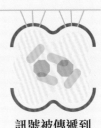

訊號被傳遞到神經系統

大腸透過擴張的肌肉發送訊號給神經系統

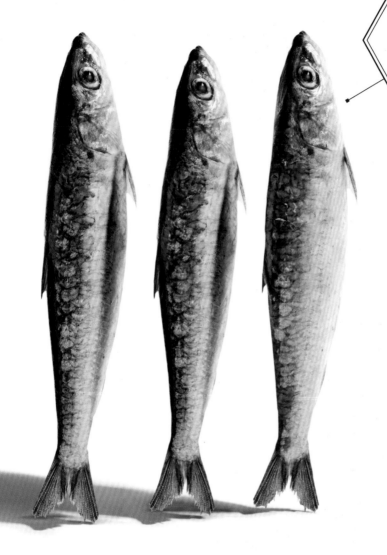

沙丁魚

能提供蛋白質、鈣和維生素 B12 及 D，此外還有 omega-3 脂肪酸

omega-3 的來源

沙丁魚、鯖魚、鯡魚、鮭魚和鯛魚等魚類的魚肉顏色較深，富含 omega-3 脂肪酸。純素 DHA 營養補充品也是一種選擇。

Omega-3 脂肪酸

建議類風濕性關節炎的患者將 omage-3 納入飲食中。

已知魚油有助於穩定發炎的狀況，而且可能對減輕關節的疼痛和僵硬有幫助。嘗試每週食用 2 份每份 140 克的油性魚類。有些蛋和麵包富含 omega-3。植物性來源的 omega-3 脂肪（亞麻籽、月見草和琉璃苣油等）減輕發炎反應的效果較弱，而且益處有限。高劑量的魚油營養補充品（每顆膠囊含有 500–1000 毫克 EPA 和 DHA）已被證實能減輕類風溼性關節炎的症狀。要有耐心，症狀緩解可能需要長達三個月的時間。在服用任何新的營養補充品前，請先諮詢醫師。

什麼是抗發炎飲食？

沒有所謂抗發炎飲食這回事，不過飲食和發炎反應之間可能有關聯。這個領域需要更多研究，不過嘗試幾項建議，看看它們對你有何功效並沒有壞處。

———————

發炎反應是一個自然的過程，是身體對某些類型的損傷或疾病（例如割傷或感冒）的正常反應。發炎反應是你身體防禦系統的一部分，也是痊癒的過程。

在某些案例中，人們體內會有慢性發炎反應。關節炎、氣喘、濕疹、某些心臟和肺部疾病、糖尿病，還有部分癌症全都與慢性發炎有關。有些人的腸道特別容易發炎。腸道的慢性發炎疾病包括大腸激躁症，以及乳糜瀉等發炎性腸道疾病（參見第164-165頁）。

導致發炎的飲食因素

許多研究已對我們食用的食物與發炎反應間可能存在的關聯性進行探討。這些研究顯示，過量食用下列食物和飲品可能會引起發炎反應：

- 精製碳水化合物，例如白麵包、蛋糕和糕點
- 薯條和其他油炸食品
- 汽水和其他含糖飲料
- 紅肉（例如漢堡或牛排）和加工肉品（像是熱狗或香腸）
- 人造奶油、酥油和豬油

如果你經常出現發炎反應，試著在你飲食中為這些品項設限。

減輕發炎反應

發炎是免疫系統的反應，而腸道健康與良好的免疫力有關（參見第140-141頁）。這可能就是我們對自己的免疫健康產生部分影響的方式。將目標放在能支持腸道菌群的良好飲食上。當然，健康的飲食不太可能會加重發炎反應，不過除了類風溼性關節炎（RA）之外，並沒有確切的證據將特定食物和減輕發炎反應連結在一起。

在一項研究中，一組類風溼性關節炎的患者獲得富含纖維、油性魚類和益生元的飲食，在此同時，另一組患者則供應含有蛋白質、紅肉和飽和脂肪的飲食。第一組的患者體驗到了健康狀況的改善。我們需要更多研究來探討這些發現，不過以下給類風溼性關節炎患者的飲食建議（增加omega-3、鈣和鐵），或許可以減輕身體其他部位的發炎反應。部分研究顯示，如果採行地中海飲食（參見第36-39頁）能夠減輕類風溼性關節炎的症狀。

什麼是糖尿病？
糖尿病的風險因子有哪些？

糖尿病是一種血液中葡萄糖濃度升高的病症。第一型糖尿病是一種自體免疫疾病，
發病突然，而且不是由飲食所導致的。第二型糖尿病的發病是逐步且較不嚴重，
在很大程度上受飲食的影響。

當從飲食中獲得葡萄糖時，葡萄糖會進入血液，讓身體可以用來當作燃料（參見第12-13頁）。由胰臟供應的荷爾蒙胰島素幫助細胞擷取這種燃料。糖尿病患者有胰島素的問題，這代表他們的細胞無法取得葡萄糖做燃料。葡萄糖會留在血液中，導致高血糖症（高血糖濃度）。持續性的高血糖可能會造成眼睛、腎臟和心臟的損傷。

第一型糖尿病患者的胰臟無法製造胰島素。缺少胰島素使身體不能取得葡萄糖做為能量，迫使身體轉而分解脂肪。這會導致被稱為酮的脂肪酸，被釋放進入體內。

這些酮會讓血液變酸，引起糖尿病酮酸血症（DKA）這種會危及性命的併發症。

在第二型糖尿病患者的情況中，胰臟無法供應足夠的胰島素。為了獲得更多能量，身體會向胰臟發送訊號，讓胰臟釋放更多胰島素。接著胰臟便會非常努力分泌胰島素，導致血液中的胰島素濃度過高，

第二型糖尿病
胰島素濃度低
導致高血糖症。更多胰島素被釋放，時間一久會使胰臟受損。

第一型糖尿病
沒有胰島素存在
葡萄糖濃度上升，引起高血糖症，或者在部分案例中會導致糖尿病酮酸血症。

胰島素使細胞能夠取得葡萄糖

胰島素會替細胞「開鎖」，讓葡萄糖得以進入，好讓細胞能利用葡萄糖做為能量來源。罹患糖尿病時，這個系統可能會在不同階段發生崩潰。

小腸
葡萄糖
胰臟
血管
胰島素

葡萄糖變得可取得

胰島素被釋放

圖例
- 葡萄糖
- 胰島素

碳水化合物在小腸中被分解，
釋放出葡萄糖。
葡萄糖進入血流。

胰臟製造並釋放
荷爾蒙胰島素
應對血糖濃度的升高。

讓細胞對胰島素的敏感性降低（胰島素抗性）。胰臟也因此受損。

風險因子

有大約8％糖尿病患者屬於第一型糖尿病，90％是第二型糖尿病。第一型糖尿病的發生，可能與遺傳風險有關。第二型糖尿病存在很強的遺傳風險因子，意即，父母任一方若患有第二型糖尿病，其子女有大約三分之一的機率也會罹患第二型糖尿病。遺傳關係愈遠，罹患第二型糖尿病的可能性愈小。

種族也是因素之一：南亞、中國、非裔黑人和非裔加勒比人，發生第二型糖尿病的機率比其他種族的人高。

年齡相當重要。超過四十歲的人（或更年輕的高危種族）患病風險較高。過重或肥胖也會增加罹患第二型糖尿病的風險，尤其是有過多腹部脂肪的人。

飲食和糖尿病

第一型糖尿病是會伴隨終生的疾病，需要持續的胰島素注

高血糖症的症狀
如果你出現這些症狀，請就醫進行血糖測試：

- 極度口渴（劇渴）
- 頻繁排尿（多尿）
- 精疲力竭
- 體重減輕和肌肉量流失
- 生殖器念珠菌感染（頻發、輕微的感染）
- 割傷和創傷癒合緩慢
- 視力模糊

射和不間斷的醫療監測。雖然飲食在控制第一型糖尿病病情有一定作用，但沒有任何飲食介入措施能夠預防或扭轉這種疾病。

講到第二型糖尿病，被診斷出罹患這種病症的人數正以驚人的速度成長。這是一場正在形成的健康危機，而且在很大程度上是可以預防的。讓有患病風險因子的人意識到，他們可以採取許多行動來避免糖尿病發生，是很重要的（參見第172-173頁）。同樣的忠告對那些已被診斷出第二型糖尿病的患者，在改善症狀、甚至扭轉病情方面也有幫助。

第二型糖尿病胰島素抗性
細胞對胰島素的反應較差。葡萄糖無法進入細胞，導致高血糖症。

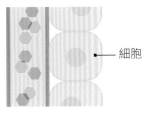

胰島素和葡萄糖濃度升高

胰島素打開細胞

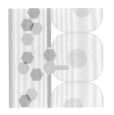

葡萄糖進入細胞

細胞

胰島素和葡萄糖現在都以相對恰當的分量進入血液內，準備好供身體的細胞使用。

胰島素與細胞屏障結合，有效地打開細胞，就像用鑰匙開鎖一樣，讓葡萄糖得以進入細胞。

葡萄糖進入細胞，並在被稱為呼吸作用的過程中被當作能量使用，或者被轉變成肝醣（參見第30頁）儲存起來備用。

飲食能協助預防或控制
第二型糖尿病嗎？

可以！ 健康的飲食結合運動和體重管理，能大大降低第二型糖尿病發生的可能性，而且有助於控制、甚至在已經罹病的情況下逆轉病情。

———

如果你的血糖濃度持續偏高，而且有高血糖症狀（參見第170頁），你就屬於發生第二型糖尿病的高風險群（HRD）。儘管不是每個處於高風險的人會繼續發展成糖尿病，但有很高比例的人會。

如果你屬於高風險群，某些飲食的選擇可能有助於預防第二型糖尿病，但只靠飲食是不夠的，你需要一個健康的生活方式。與規律運動的人相比，具遺傳風險因子（參見第171頁）、生活中久坐不動的人，更容易罹患第二型糖尿病。

同樣的，飲食選擇可能有助於「逆轉」第二型糖尿病。「逆轉」一詞是用來描述第二型糖尿病患者的胰島素敏感性（參見第170頁）出現明顯的長期改善。那些在未接受糖尿病藥物治療的情況下，就能讓糖化血色素（HbA1c）指數（參見下方），低於每莫耳42毫莫耳（6％）的人，被認為已逆轉或解決了他們的糖尿病，或者是已讓病情獲得緩解。（這和完全治癒疾病不一樣，因為不明智的飲食和生活方式選擇可能會使病症復發，此外還有可能對胰臟造成永久性的傷害。）

飲食方法

沒有一體適用的方法能用來修正你的飲食，不過不推薦使用前文完全避開糖並減少碳水化合物的建議。糖尿病高風險群或第二型糖尿病的患者，應該可以享用所有食物大類和均衡的健康飲食，例如地中海飲食（參見第36-39頁）。納入足夠的纖維（參見第18-19頁），並選擇全穀雜糧類來幫助維持血糖濃度的平穩。即使小小的改變，都會帶來不同，例如食用水果而不是喝果汁。

控制分量以避免飲食過量，對預防和控制第二型糖尿病很重要。正念飲食（參見第206-207頁）有助於讓你自動停止進食，並且變得更清楚知道自己的進食模式。在伸

檢驗血糖濃度

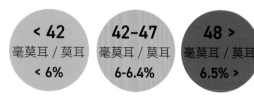

< 42 毫莫耳／莫耳 < 6%	42-47 毫莫耳／莫耳 6-6.4%	48 > 毫莫耳／莫耳 6.5% >
健康濃度	糖尿病高風險	糖尿病

診斷糖尿病 需要在兩到三個月的時間內檢驗糖化血色素（HbA1c）的濃度。當身體無法正確利用葡萄糖時（參見第170-171頁），血液中未被使用的葡萄糖會黏附到紅血球（血紅素）上，讓它們被糖化。高濃度的糖化血色素代表糖尿病高風險或罹患糖尿病。由於血球細胞每兩到三個月就會更新，在這期間進行的檢驗能顯示出平均數值。

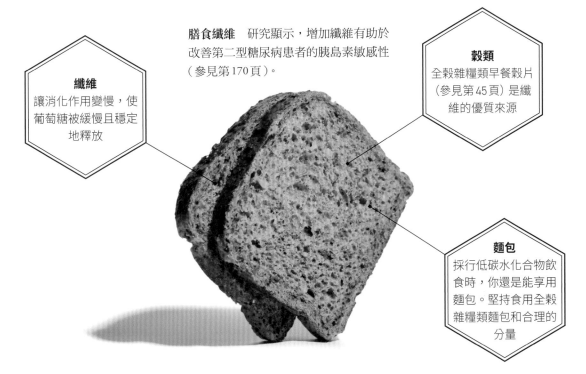

膳食纖維 研究顯示，增加纖維有助於改善第二型糖尿病患者的胰島素敏感性（參見第170頁）。

纖維
讓消化作用變慢，使葡萄糖被緩慢且穩定地釋放

穀類
全穀雜糧類早餐穀片（參見第45頁）是纖維的優質來源

麵包
採行低碳水化合物飲食時，你還是能享用麵包。堅持食用全穀雜糧類麵包和合理的分量

手拿起食物之前，花點時間評估一下自己的感覺。你這麼做是出於習慣還是無聊，或者你實際上是渴了而不是餓了？像這樣的問題有助於讓你辨認出無益的習慣。

低碳水化合物飲食

第二型糖尿病，是建議採取低碳水化合物飲食法的少數病例之一。研究顯示，遵循低碳水化合物飲食是扭轉病情的有效方法。一項針對第二型糖尿病患者進行長達十二個月測試的試驗顯示，每天攝取50克到130克碳水化合物有助於管理體重，並且能夠改善他們的血糖濃度和心血管風險。

如果你患有第二型糖尿病，而且正在考慮低碳水化合物飲食法，請尋求營養師的支持，以確保你的飲食是營養充足的。當一種巨量營養素以這種方式從飲食中被排除，所產生的連帶效應可能會很危險（參見第110-111頁）。例如，碳水化合物含有纖維，纖維有助於控制血糖濃度，以及維持腸道菌群的健康（參見第48-53頁）。突然減少碳水化合物有可能導致便祕（參見第155頁）。需要更多研究來辨別出低碳水化合物飲食法的最佳飲食模式，以保持正常血糖濃度同時維持纖維的攝取量。

如果你正服用特定藥物（包括胰島素或舒醣〔gliclazide〕），採用低碳水化合物飲食法可能會有發生高血糖症，或者在極少數的情況下，出現酮酸血症的風險。諮詢醫師以幫助你管理風險，並在必要時對藥物治療進行調整。

一天
30克
纖維

有助於穩定血液中的葡萄糖

範例：
全穀雜糧類
豆類
水果
堅果
種子
蔬菜

有沒有哪些食物會導致或者
能預防癌症？

不論你在網路上看過什麼，沒有一種食物或飲食模式能直接導致，
又或者是治癒癌症，所以沒有必要對你的飲食做出過度限制。食物不是藥物，
但食物對整體健康和幸福是必要的。

————————

癌症治療期間和之後的良好營養，能有助於維持健康的體重、保存肌肉量和力量，同時減少整體副作用。如果你罹患癌症，在改變飲食前請諮詢醫師或營養師，因為網際網路充斥著來自不合格者的危險建議。

癌症食物迷思

有些要小心的關於癌症的食物迷思如下：

• **酸性食物**　或許你曾經讀過排除酸性食物、只食用鹼性食物能治癒癌症。「鹼性飲食」（alkaline diet）基於這樣的概念：我們吃的食物有可能改變我們血液的酸鹼度，但這在科學上是不正確的（參見對頁）。我們的身體受到嚴格的調節，而血液酸鹼值是由肺和腎臟在幕後維持的。食用酸性食物和癌症之間沒有關聯。

• **榨汁**　與鹼性飲食迷思有關的，是飲用由含鹼性成分食材製成的汁液能清除體內的酸，並因此治癒癌症的想法。這種治療方法不僅非常不道德，而且還極度危險，可能會危及性命（同時參見排毒，第112-113頁）。榨汁還會使你失去對身體復原、修補及整體健康必不可

少的關鍵營養素，例如蛋白質、纖維、鈣、健康的脂肪，還有其他更多。

• **大豆**　害怕食用大豆，尤其是那些荷爾蒙受體陽性乳癌的患者，是因為認為大豆裡的植物雌激素化合物具有類雌激素特性的特性。然而，植物性雌激素在化學性質上與人類雌激素不同。事實上，針對攝取大豆類食品與癌症的研究（雖然很有限）顯示，食用像是豆腐、天貝、毛豆、豆奶或類似的以完整大豆製成的產品，實際上可能對乳癌的整體死亡率和預防有正面效益。

• **斷食**　已有部分動物研究發現，斷食或許有增強化療效果的潛在可能。曾有少數人類研究進行，但並不足以當作建議以斷食做為癌症輔助治療方法的依據。斷食可能帶來許多風險，尤其是如果你患有糖尿病、有飲食失調的病史、身體質量指數（BMI）偏低，或者在過去一年內體重減輕超過10%。要讓身體恢復，你可能需要更多的能量，而不是更少。

• **糖**　有一種觀點認為糖會「滋養」癌細胞。事實上，沒有強有力的證據顯示戒除糖能預防癌症或讓癌細胞停止生長。

破除「鹼性飲食」的迷思

「鹼性飲食」的說法，是基於血液的酸性或鹼性會
劇烈波動，以及我們吃的食物會影響血液酸鹼度
的錯誤觀點而來。事實上，身體血液的酸鹼值保
持在一個很小的範圍內，而且這個維持的機制與
消化作用一點關係也沒有。

紅血球細胞
血漿
白血球細胞

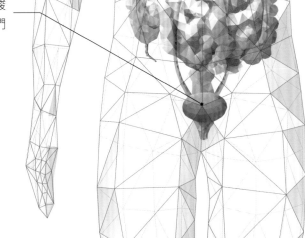

大腦透過你呼
吸的速度和深
度，控制酸性
的二氧化碳的
排除

血液透過酸鹼恆定系統，
維持 pH7.36–7.44 的弱鹼性。

肺排出二氧化碳，這是營養素與氧氣
的代謝作用所產生的酸性廢棄產物，
由血液從細胞攜帶到肺部

胃內環境由於分解食物所需鹽酸的關
係，酸鹼度可能是 pH2–3.5，但這並
不會影響酸鹼恆定

尿液可能更偏酸性，因為腎臟會將酸
排除，但這些酸性狀態不會進入我們
的大腦、血液，或是肌肉

癌細胞　　　正常細胞

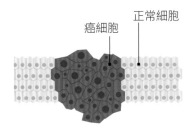

癌細胞會創造出酸性環境。在酸性
環境中，癌細胞的生長速度會加
快，但酸是癌細胞本身所產生的。

營養補充品會有幫助嗎？

在大部分情況下，營養補充品沒有均衡的飲食有效。

維生素 D 營養補充品有助於支持免疫系統，尤其是在接觸陽光的機會受限時。你應該繼續服用能滿足飲食
需求的營養補充品，比如純素食者的維生素 B_{12}，這有助於維持血球細胞健康。如果胃口不好，或者出現
腹瀉和（或）嘔吐，進食有困難，通常可以透過流質食物補充營養素。經常與你的腫瘤專科醫師確認，因
為有些營養補充品可能會干擾癌症的治療。

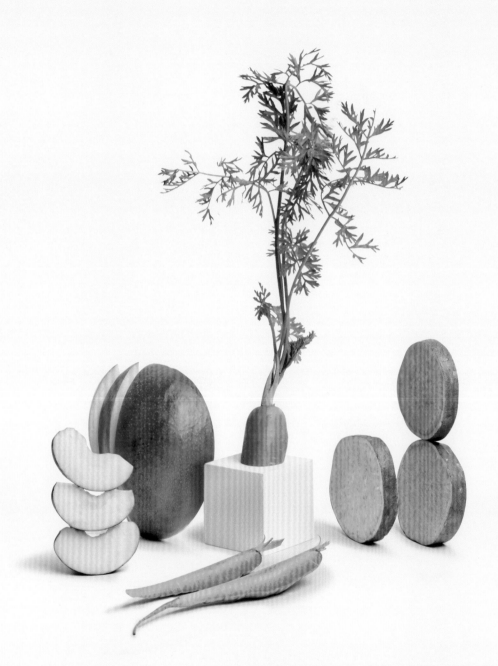

營養如何影響兒童發育？

飲食能提高生育力嗎？

飲食能提高男性與女性兩者的生育力。你吃的食物會影響精子和卵子的品質，還能調節荷爾蒙，包括那些能促進懷孕的荷爾蒙在內。不過，其他生活方式的因素也非常重要。

————

懷孕並沒有聽起來那樣簡單。有許多因素可能會影響生育力，包括壓力，或者是缺乏運動或睡眠。想要最大限度提升自己生育力的人，需要新鮮空氣、運動和休息，再加上優質的飲食。

如果你吸菸，請戒菸！吸菸與男性和女性兩者的生育力下降有關。除此之外，避開或減少咖啡因（維持在最多每天一到兩杯），還有完全避免攝取酒精。

運動也很重要，不只因為運動能提升精力和心理健康，還因為運動有助於維持健康的體重，而健康的體重能提升生育力。

對女性來說，體重非常輕或非常重都可能影響生育力。如果體重較重，過剩的脂肪會使雌激素濃度增加，從而導致經期不規律和延遲排卵。而體重較輕，身體可能會關閉生殖系統，將能量保留給必要的身體過程。

就男性而言，肥胖會影響精子的分子結構和自然結構，同時還與生育力降低有關。

要怎麼吃

多樣化且均衡的飲食能提升生育力。記住兩個 Q，也就是品質（quality）和數量（quantity）。關注在適合你的營養含量和份數上，而不是卡路里的數字上。

除了讓女性飲用紅酒這一點以外，我是地中海飲食（參見第36-39頁）的擁護者。研究顯示，以這種模式進食的女性罹患不孕症的風險降低了66％。

女性應該為她們的飲食補充葉酸（參見左頁），還有在冬季的數個月期間補充維生素 D（或者如果曝曬陽光的機會受限，可以全年補充）。從9月到隔年3月間，每天服用10微克。

男性可以藉由將肉類、甲殼類、堅果和全穀雜糧類（地中海飲食中有包括這些）納入飲食中來改善精子的品質。請記住，男性大量攝取加工肉品和紅肉，已被證實會降低受孕率。

已知某些營養素會影響男性生育力。身體需要硒（存在於巴西堅果、魚、肉和蛋）來製造健康的精子。已知鋅的濃度過低與睪固酮濃度降低有關，因此將鋅維持在高濃度（最好是透過飲食）是很重要的。存在於油性魚類的 omega-3 脂肪酸有助於前列腺素的生成，前列腺素是製造精子相當重要的化合物。

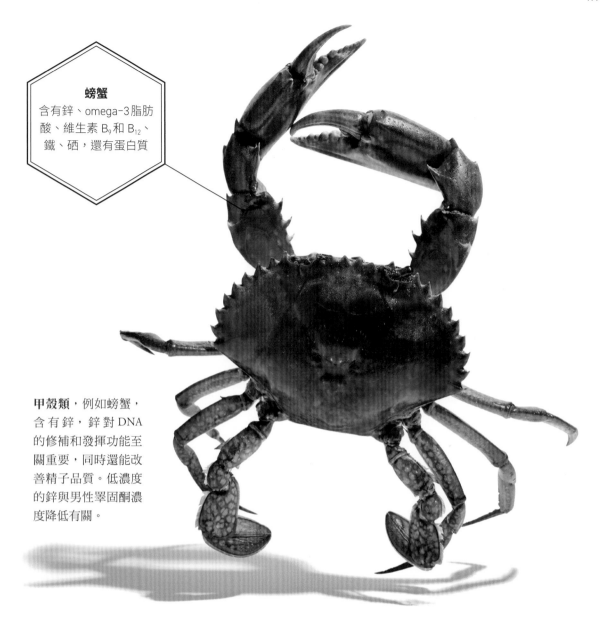

螃蟹
含有鋅、omega-3 脂肪
酸、維生素 B₉ 和 B₁₂、
鐵、硒,還有蛋白質

甲殼類,例如螃蟹,
含有鋅,鋅對 DNA
的修補和發揮功能至
關重要,同時還能改
善精子品質。低濃度
的鋅與男性睪固酮濃
度降低有關。

葉酸鹽和葉酸
女性攝取膳食內的葉酸鹽,並且在備孕期和懷孕初期進行補充是很重要的。

葉酸鹽(維生素 B₉)能改善卵子的品質和成熟度、幫助身體製造健康的血球細胞,還能讓胚胎
的大腦、顱骨及脊髓正確發育(避免出現脊柱裂〔spina bifida〕等神經管缺陷)。確保你的飲
食富含葉酸鹽,葉酸鹽存在於像是青花菜和菠菜等深綠色葉菜,還有包括鷹嘴豆在內的豆科植
物內。葉酸是人工合成的營養補充品。如果正在計畫懷孕,在開始嘗試懷孕前的三個月,藉由
每天服用 400 微克的方式累積你的體內庫存。持續補充到懷孕十二週。

孕期的營養為什麼這麼重要？

全球各地的頂尖兒童健康專家都認同，從受孕開始到孩子兩歲，也就是從懷孕開始算起最初一千天的照護（母親的飲食也包括在內），對孩子將來的影響，比未來一生中任何其他時間段更大。

————

母親的飲食和她的營養素儲備，是發育中胎兒唯一的營養來源，因此女性在懷孕前和懷孕期間獲得胎兒需要的醫療保健及營養的食物，是至關重要的。

關鍵的三個孕期

在懷孕的三個孕期中，女性的飲食、體重波動、身心健康、環境，以及生活方式的習慣，都可能對孩子未來的健康造成巨大影響。這些因素會對孩子的代謝、免疫系統及器官功能如何開始發育造成影響，更不用說是否會造成孩子早產或出生體重過輕的結果，對孩子一直到成年期的健康都可能帶來持續的影響。維生素、營養素和熱量的需求，會隨孕期不同而有所差異。大量增加的證據顯示，像是糖尿病、高血壓和中風等在人生後期發生的疾病都源自於子宮，而產前營養在孩子日後是否容易罹患上述疾病和其他疾病方面具有重要影響。

但懷孕期可能會很辛苦：厭食、沒有胃口、食欲大增、胃食道逆流、嘔吐，你想得到的狀況都有；大多數女性在胎兒生長的那整整九個月中，都會出現某種食物方面的挑戰。好消息是，只要你避開某些有風險的食物和飲料（參見第182-185頁），保持一般健康的飲食和生活方式，而且注意對胎兒發育，尤其是它們的大腦發育（見以下及右頁）很重要的特定營養素，你應該就沒什麼好擔心的。

大腦發育	膽鹼	維生素 D
兒童的大腦從懷孕初期就開始生長，而且以驚人的速度發育。胎兒透過母親的飲食從母體獲得的營養，是驅動這一驚人蛻變的主要動力。	**食物來源** 蛋｜瘦肉｜家禽｜十字花科蔬菜（蕓薹屬植物〔BRASSICAS〕｜堅果｜豆科植物 **我該補充嗎？** 在第三孕期補充兩倍建議量（一天930毫克）的膽鹼能提高胎兒處理食物的速度；對植物性飲食者尤其重要。	**食物來源** 油性魚類｜蛋黃｜肉類｜內臟｜營養強化食物｜種植在陽光下的菇類 **我該補充嗎？** 如果你很少或沒辦法曬太陽，全年每天都服用10微克的營養補充品。已知懷孕期間缺乏維生素 D 與兒童發生注意力不足過動症（ADHD）的風險增加，還有智商（IQ）與語言能力的降低有關。參見第138-139頁。

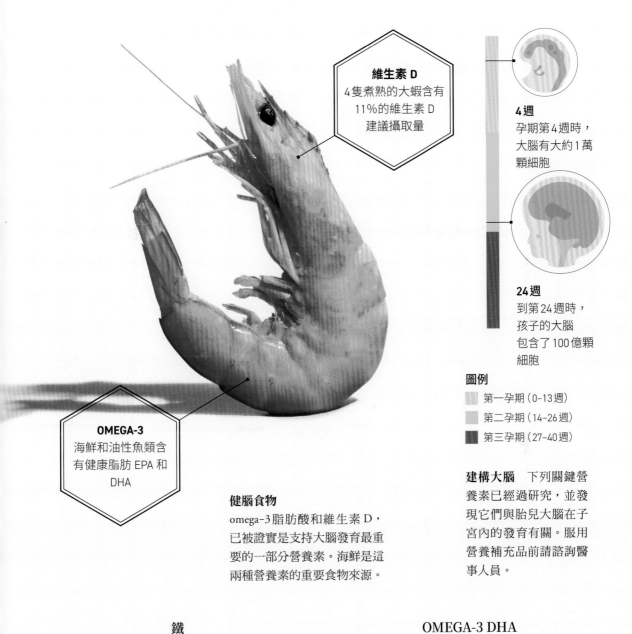

維生素 D
4隻煮熟的大蝦含有
11%的維生素 D
建議攝取量

4 週
孕期第4週時，
大腦有大約1萬
顆細胞

24 週
到第24週時，
孩子的大腦
包含了100億顆
細胞

圖例
第一孕期（0-13週）
第二孕期（14-26週）
第三孕期（27-40週）

OMEGA-3
海鮮和油性魚類含
有健康脂肪 EPA 和
DHA

健腦食物
omega-3脂肪酸和維生素 D，
已被證實是支持大腦發育最重
要的一部分營養素。海鮮是這
兩種營養素的重要食物來源。

建構大腦 下列關鍵營
養素已經過研究，並發
現它們與胎兒大腦在子
宮內的發育有關。服用
營養補充品前請諮詢醫
事人員。

鐵	OMEGA-3 DHA
食物來源	**食物來源**
甲殼類｜青花菜｜紅肉｜豆腐｜堅果｜豆子｜果乾	魚和海鮮｜海草和藻類
我該補充嗎？	**我該補充嗎？**
高達50％的孕婦缺鐵，這可能導致胎兒發生不可逆轉的神經系統問題；那些患有妊娠糖尿病的孕婦風險更高。鐵在第三孕期尤其重要。	因為大腦是由脂肪酸組成的關係，胎兒對omega-3的需求在第三孕期會急遽增加。部分研究顯示，補充 DHA 能讓嬰兒有更好的記憶力、注意力和語言技巧，而且發生神經性疾病的風險較低。

懷孕期間我該避開哪些食物？

對滿懷期待的母親來說，懷孕會是非常令人興奮、但同時也讓人焦慮的時刻，關於你該吃什麼、不該吃什麼這方面，有許多出現在網路上或來自其他人互相矛盾的訊息。那麼，什麼是安全的，什麼又不是呢？

孕婦被建議避開的大多數食物，都有在未煮熟或未依特定方式製備時會發生食物中毒的風險。目前的英國建議指南如下。

調理食品

- **未煮熟的即食餐**：遵照任何即食餐點的烹煮指示，並在食用前，確認整份餐點都是滾燙冒煙的。這一點對含有家禽肉的餐點尤其重要。

- **未經清洗的包裝沙拉**：食用預製、預先清洗過的沙拉是沒問題的，如果你是把它放在冰箱保存，而且在保存期限到期前就吃掉。如果沙拉被長時間放置在室溫下，那最好不要食用，因為細菌可能會迅速滋生。

- **肉醬**：避免食用所有種類的肉醬，因為它們可能含有李斯特菌，這是一種會引起被稱為李斯特菌症的感染性疾病的細菌，對胎兒或新生兒會造成傷害。

乳製品和蛋

- **未經巴氏消毒的牛奶和乳製品**：英國販售的牛奶大多經過巴氏消毒，也就是以熱處理殺滅有害細菌，可以安全飲用，不過請避開未經巴氏消毒（生的）的牛奶和乳製品。如果你只能取得未經巴氏消毒的牛奶，飲用前請將它煮沸。

- **生蛋或未煮熟的蛋**：試著避開含有生蛋的食物，例如自製美乃滋或慕斯，除非它們是使用英國獅子雞蛋（蛋上印有獅子徽章）[15]製作的；這些雞蛋可以生吃或以溏心蛋的方式食用，因為它們比較不會含有沙門氏菌（salmonella）。非英國獅子雞蛋或非母雞所產的蛋，應該要徹底煮熟。

肉類

- **生肉或未煮熟的肉**：避開任何未煮熟的肉類，尤其是家禽、豬肉、香腸和漢堡肉。肉類永遠應該要徹底煮熟，不能是

我可以吃哪一種起司？

有些起司在懷孕時是可以安全食用的，不過不是全部，因為有些起司含有未經巴氏消毒的乳製品，而且更容易有細菌滋生。以下分類列示哪些種類是安全的，而哪些最好避免食用。

安全可食用

- **硬質起司** 例如切達起司、史蒂爾敦起司和帕馬森起司

- **經過巴氏消毒的軟質起司** 例如莫札瑞拉起司、菲達起司、瑞可達起司

- **硬質山羊起司** 沒有外面那層白色外皮（rind）

- **起司抹醬** （加工食品）

---

15 British Lion eggs 是指印有獅子徽章的英國獅子雞蛋。所有 A 級雞蛋才有紅色獅子標誌，代表雞蛋是已接種沙門氏菌母雞所產，並按照嚴格的操作規範生產。——譯者注

粉紅色或帶有血水的，因為存在有弓形蟲感染症的風險，這是一種可能對你和你的寶寶有害的寄生蟲感染。

食用像是火腿等預先包裝好的冷食肉品是安全的。你可能會想避開生的醃肉；如果不會的話，將醃肉在解凍前先冷凍四天，或者將它們煮熟食用。避開野味，因為它們可能有鉛粒[16]。

魚

- **部分魚類：**一週不要食用超過兩份的油性魚類、角鯊、海鱸魚、鯛魚、多寶魚、大比目魚或螃蟹，因為它們可能含有汙染物。此外，限制鮪魚、劍旗魚、鯊魚和旗魚的攝取，因為它們含有高濃度的汞。
- **生的甲殼類：**煮熟的甲殼類是安全的，但生的可能會引起食物中毒。

維生素 A

過量維生素 A 可能會對未出生的寶寶造成傷害，有導致先天缺陷甚至流產的可能性。

避開肝臟和肝臟製品，還有含有維生素 A 或魚肝油的綜合維生素。食用天然含有低濃度維生素 A 的食物，例如胡蘿蔔，是沒有問題的，但請避開那些有添加維生素 A 的食物。像是面霜等含有維生素 A 的化妝品，是可以安全使用的。

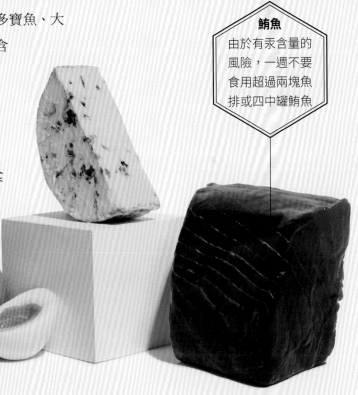

鮪魚
由於有汞含量的風險，一週不要食用超過兩塊魚排或四中罐鮪魚

生蛋
最好避開生蛋，因為它們可能含有會引起食物中毒的沙門氏菌

除非煮過，否則避免食用

避開這些種類的起司除非它們被烹煮到發燙冒煙，因為它們可能會導致李斯特菌症。

| 未經巴氏消毒的軟質起司 | 軟質藍紋起司 例如丹麥藍紋起司、貢佐洛拉起司和洛克福起司 | 軟質山羊起司 | 帶有白色外皮的黴熟成軟質起司 例如布里起司、康門貝爾起司、山羊起司 |

這些起司含有更多水分，使細菌更容易滋生

---

16 應該是因為打獵用的是鉛彈，使野味中可能有鉛的殘留。——譯者注

為什麼女性在懷孕時會對食物 出現奇怪的偏好？

我們都聽過關於女性在懷孕時想吃奇特食物或食物組合的例子。事實上關於這個課題的 研究非常稀少，更多的是老太太們的經驗談。

———————

有些女性在孕期會偏好不健康的食品，而少數幸運兒 則是出現比較健康的、對水果和蔬菜的偏好。其他人則 是一點食欲也沒有。我們對為何會發生這種現象所知不 多，但偏好可能是因懷孕引起的荷爾蒙改變、生理上的 變化，或甚至情緒的大起大落而導致的。

潛在原因

部分女性在孕期經歷的反胃和噁心對身體來說，是 一種極大的負擔。有時候，對食物的偏好，可以視 為一種應對策略，以及應付荷爾蒙波動或艱難 時刻方法的具體表現。此外，還有女性「需要」 特定維生素和礦物質，因而偏好含有那些物質的 食物的說法。然而，如果你對較不健康的食物選項 有所偏好，不太可能是因為你的身體正在嘗試滿足某種 營養需求。如果是前述所謂有「需要」的那種情況， 你更可能對魚、青花菜和全穀雜糧類產生偏好，

鹹味食物
有33%的女性表示
她們在懷孕時會
想吃鹹味食物

酸的食物
有大約10%的女性
會想吃柑橘口味和
更酸的味道

甜食
研究顯示，大多
數女性（約40%）
在孕期會想吃
甜食

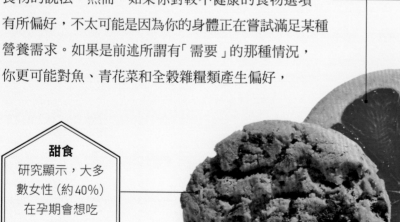

懷孕期間我該喝些什麼？

在孕期補充足夠的水分至關重要。你一天會需要七到十杯液體，如果你運動量很大或者天氣很熱，可能會需要更多，不過要注意你喝了些什麼。

試著從各種不同來源攝取液體。請記住每一個種類的限制（參見下方），同時避免飲用過多含糖飲料，因為口味偏好可能是在子宮內養成的（參見第186-187頁）。

限制咖啡因

食物標準局（FSA）提出警告，過量咖啡因可能會導致流產或嬰兒出生體重不足。英國國民保健服務（NHS）建議孕婦每天飲用不超過兩杯馬克杯的一般咖啡，或者攝取少於200毫克咖啡因。由格拉斯哥大學進行的研究顯示，一杯商店街咖啡裡的咖啡因含量，可能從每杯50毫克到超過300毫克不等，而像是巧克力等其他食物和藥物也含有咖啡因，因此很容易就會在沒有意識到的情況下超過建議量的限制。購買前請先詢問咖啡因含量。如果未知的話，最好還是避開。同時要注意的是，綠茶含有高達100毫克的咖啡因，還有部分藥草茶大量飲用時可能也不十分安全。

避開酒精

最安全的做法，是在孕期徹底避開酒精；酒精被認為與出生體重不足、早產和流產有關。酒精也可能影響寶寶的發育和長期的健康。專家們無法確定任何酒精的量是安全的，但在懷孕期間大量飲酒會導致你的寶寶發生胎兒酒精症候群（FAS），這是一種嚴重的疾病，症狀包括了生長、學習和行為方面的問題。如果你發現不喝酒很困難，請向你的助產士或家庭醫師求援。

在英國，許多人都未攝取足夠的這些食物。

最好的做法

察覺到你的身體正在告訴你的訊息是件好事，但不要總是屈服於對食物的偏好也很重要，因為你在孕期內的飲食需要多樣化，以提供所有寶寶需要的營養素。

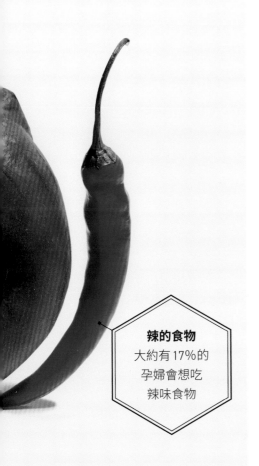

辣的食物
大約有17%的孕婦會想吃辣味食物

兒童的食物偏好是在子宮內養成的嗎？

關於寶寶在子宮內透過母乳從母體獲得營養這方面已有大量研究，結果十分有趣。

———

研究顯示，寶寶在子宮內就開始發展對特定味道的偏好，這些味道是透過包圍在它們周遭的羊水和哺乳傳遞的，帶來會留存在終身飲食習慣裡的潛在影響。牽涉到不良飲食及其對寶寶未來健康的影響時，這是個複雜棘手的研究倫理議題，不過我們知道，那些很容易從羊水和母乳取得、研究最多的味道，就是大蒜、胡蘿蔔、酒精、大茴香和香草。

先天的偏好

在受孕後大約十六週時，胎兒的味蕾會發育出孔洞，讓它們能辨認基本的味道，羊水是甜的時，它們會吞下更多，而羊水是苦的時候，它們吞下的羊水較少。對鹹味和鮮味的偏愛也是天生的。可取得的資料顯示，嬰兒出生即帶有「固定線路」，會偏愛代表有益營養素味道（例如甜味代表熱量）及排斥代表有害化合物味道（例如苦味代表毒素）。

後天的偏好

然而，我們大部分對食物的偏好是經後天學習而來，愈來愈多的研究顯示，這種學習也是從出生前開始的。胎兒從早在二十一週的時候，就能夠在母親食用像是大蒜和胡蘿

味道強烈的大蒜
大蒜的味道來自大蒜素這種化合物，大蒜素只有在蒜瓣被壓碎時才會形成。

早期接觸 寶寶們能從羊水和母乳中察覺大蒜之類特別強烈的味道，並且可能相應發展出偏好。

葡等食物數小時後,察覺到這些複雜的味道。這可能會使嬰兒在出生後,透過母乳和斷奶對這些味道產生偏好。舉例來說,在子宮和母親乳汁內嚐到高濃度胡蘿蔔的寶寶,會在斷奶期繼續開心地吃下更多的胡蘿蔔。然而,對不健康的食物來說,這種現象已被證實似乎也是真的。寶寶在子宮內接觸愈多不那麼健康的食物,等到年齡較大時就可能會對那些食物變得沒那麼敏感,意思是說,他們可能會吃下更多蛋糕、

巧克力和馬鈴薯片,好讓獎賞中樞活化。

最好的做法

在懷孕和哺乳時吃多樣化的飲食,以增加你的寶寶願意食用種類更多樣食物的可能性是有道理的,不過如果你無法選擇這樣做也不用擔心。在離乳階段還有大量機會來改善這個情況(參見第194-195頁)。讓你的寶寶在嬰兒期接觸各式各樣新奇的食物,能減少他們在年齡稍長時發生恐新症(neophobia)或厭惡食物的可能性。

胎兒的味覺發育

味覺和氣味的感知是食物偏好形成的核心。上述兩項感知由於味覺系統和嗅覺系統的改變,因此在子宮內、懷孕的第一孕期就已經開始發展。

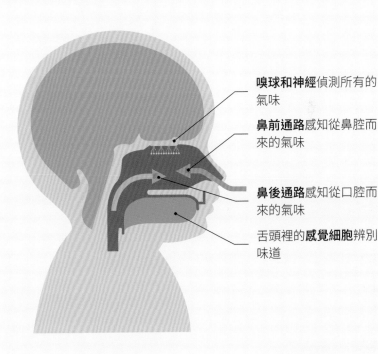

嗅球和神經偵測所有的氣味

鼻前通路感知從鼻腔而來的氣味

鼻後通路感知從口腔而來的氣味

舌頭裡的**感覺細胞**辨別味道

五種基礎味覺

味覺來自味覺系統,也就是口腔中的味覺細胞、神經路徑和大腦中味覺皮質的活化,而且僅限於甜、苦、酸、鹹和鮮味。

無數的氣味

上千種不同的氣味會刺激嗅球和鼻腔中的神經,產生嗅覺。

味道的生成

隨後味覺系統和嗅覺系統的整合便產生了**味覺認知**。鼻前嗅覺和鼻後嗅覺感受到的氣味與口腔內偵測到的味道結合,創造出味覺。

我的孩子會不會發生食物過敏？

食物過敏平均只會影響英國人口的1-2%。然而，三歲以下的兒童有6-8%
會發生食物過敏。

更重要的是，如果你有食物過敏，那不代表你的孩子也會，但出現過敏的機率會更高，因為過敏的可能性可以追溯到遺傳。如果雙親之一或手足有食物過敏或濕疹或者是氣喘，孩子有食物過敏的風險便會增加。

懷孕期間

沒有確切的證據能證明，懷孕期間從飲食中排除某些食物，對未來發生過敏有任何影響；這麼做甚至會有不利的影響，將導致母體或寶寶缺乏關鍵營養素。已有部分研究顯示，服用 omega-3 營養補充品可

能可以降低風險，但並沒有決定性的結論。

嬰兒期

儘管沒有一種食物或飲食法能消除過敏的風險，但一般認為，寶寶出生後的前六個月完全以母乳餵養，能夠降低過敏風險。有些過敏，例如蛋和牛奶，可能會隨著孩子的成長消失，但有一些，例如花生過敏，可能會持續終身。如果你有任何疑慮，在開始斷奶前請諮詢醫事人員。

花生過敏

在英國，花生被認為是可以在孕期內安全食用的。政府過去的建議是避免給三歲以下的兒童食用含有花生的食物，不過最新研究證實，沒有明確證據顯示這樣做能減少過敏風險，而且事實上還會使風險增加（參見下方），因此除非孩子有已知的過敏，無論是磨碎的花生（因為整顆有噎到的風險），或包含在花生醬裡面的花生，都不應該避免食用。

我該服用益生菌嗎？

部分研究顯示，懷孕時服用益生菌營養補充品能降低寶寶發生食物過敏的風險。

然而，這方面需要更多的研究，關於選擇何種益生菌，目前並沒有孕婦可用的指南，因此在服用任何營養補充品時要謹慎。

我可以吃哪一種起司？

LEAP（Learning Early About Peanut Allergy，簡稱 LEAP）研究針對兒童花生過敏進行調查，因為花生過敏的人數在過去十年間有所上升。他們招募了640名四到十一個月大、患有濕疹和（或）對蛋過敏的寶寶，因為這些情況會使花生過敏的風險增加。研究結果證實，以前吃過花生的寶寶過敏風險較低。

以前吃過花生	避開花生
被分配到吃花生的寶寶發生花生過敏的機率是	不吃花生的寶寶發生花生過敏的機率是
3.2%	**17.2%**

我該在分娩後改變我的營養嗎？

分娩後的這段時間是母體受到照顧並復原的機會。復原過程的關鍵，
就是確保她獲得正確的營養。

在睡眠不足和試圖從生產中復原的同時，還要滿足餵養的需求是很困難的。對許多女性來說，這可能要花好幾個月的時間來調整。為了幫助健康的恢復、補充營養儲備，還有支持泌乳（如果需要哺乳的話），新手媽媽應該食用營養豐富的食物，以滿足身體不斷變化的需求。

產後營養

新手媽媽應該規律地吃喝，遵循營養、均衡的飲食。這應該包括大量的水果和蔬菜，以及有助於身體復原的蛋白質、提供能量富含纖維的碳水化合物，還有富含鐵、能幫助製造新血球細胞的食物，特別是在母體有貧血的狀況，或在生產過程中損失大量血液時。她們平均一天會需要1,800卡到2,200卡的熱量，如果哺乳的話，還需要再多500卡熱量。

哺乳的營養需求

哺乳的媽媽應該限制酒精和咖啡因的攝取，因為這些物質會透過母乳影響寶寶的消化、睡眠和進食。哺乳期間，她們也應該注意以下額外營養需求：

- **鈣的增加**：每天額外的550毫克，對支持乳汁生成和補足鈣的儲備是必要的。將鈣質豐富的食物，例如牛奶、起司、優格，納入你的飲食內。如果你的飲食是植物性的（參見第116-133頁），選擇富含鈣質的選項。

- **鋅的增加**：如果要為四個月以下的寶寶哺乳，每天需要額外增加6毫克，如果寶寶超過四個月大，每天則需要額外的2.5毫克。鋅能支持免疫系統，存在於牛肉、魚、豆子、豆腐、堅果和種子。

- **Omega-3s**：證據顯示，富含 omega-3s 的飲食能使母乳含有豐富的 omega-3，這能支持寶寶的大腦發育。來源包括堅果、種子和油性魚類（參見第182-183頁）。

- **液體的增加**：你會需要飲用更多液體，記得在開始頭痛前便這麼做。需要的液體量會有所差異，不過歐洲食品安全局（European Food Safety Authority）建議每天喝10-12杯水。

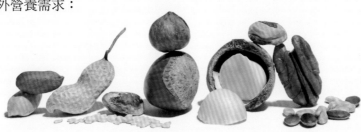

我要怎麼做才能在營養方面給孩子最好的開始？

嬰兒出生後，隨著他們持續生長發育，會達到一系列重要階段，不過從第一天起就為他們提供正確的營養是很重要的。

———

建議在寶寶出生後的前六個月採用純母乳哺育，因為母乳含有嬰兒需要的全部營養素。但如果母乳哺育不可行，應該以模仿母乳營養的配方奶做為替代品使用。值得注意的是，無論你選擇如何餵養你的寶寶都是你的選擇。

母乳哺育

母乳哺育是餵養嬰兒最營養、性價比最高，同時也經常是最方便的選擇。母乳含有各種營養素和蛋白質，此外還有對寶寶的發育必不可少的生長因子、抗體及荷爾蒙，這些是無法在嬰兒配方奶粉中加以複製的。母乳和餵養的過程，對寶寶腸道菌群的接種也十分關鍵（參見第140-141頁）。由於親子互動的關係，哺乳也在強化寶寶的感官及情緒迴路中有重要作用，對認知與社會情緒的發展也很關鍵。研究也顯示，哺乳可能會降低母體罹患乳癌、卵巢癌、心血管疾病、骨質疏鬆症和肥胖症的風險。

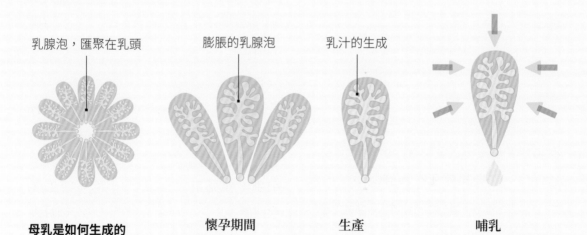

乳腺泡，匯聚在乳頭　　膨脹的乳腺泡　　乳汁的生成

母乳是如何生成的

因懷孕和生產的不同階段所引起的荷爾蒙改變，啟動了母乳的製造。

懷孕期間	生產	哺乳
雌激素和黃體素的濃度在懷孕期間增加，刺激乳房內的乳腺泡細胞及乳腺管生長	**泌乳素荷爾蒙**，寶寶一出生便開始釋放，觸發乳腺泡細胞製造母乳	**催產素荷爾蒙**會在寶寶吸吮時釋放，引發乳腺泡周圍的肌肉將乳汁擠出位於乳頭內的乳腺管，即排乳反射

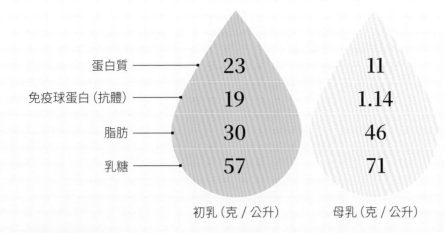

	初乳（克／公升）	母乳（克／公升）
蛋白質	23	11
免疫球蛋白（抗體）	19	1.14
脂肪	30	46
乳糖	57	71

初乳和母乳的比較
濃厚、色黃的初乳含有大量蛋白質和抗體。成熟乳則含有大量水分、脂肪和乳糖。

什麼是初乳？

分娩後母體初次產生的乳汁可謂堪比黃金，那被稱為初乳，特別富有營養價值和濃縮，能給寶寶一個最好的開始。

初乳中充滿蛋白質、抗體和維生素 A、D 與 B_{12}，這些對支持寶寶的生長和免疫系統全都很重要。

幾天之後，母體開始製造「成熟」的母乳，成熟乳較沒有那麼濃縮，蛋白質和抗體含量也比初乳低，但脂肪和乳糖含量更高（參見上方）。

母乳的益處

除了提供蛋白質、乳糖、脂肪、維生素和礦物質等必要的營養之外，母乳還擁有許多其他健康上的益處。

母乳哺育能將極為重要的抗體從母體轉移到孩子身上，以支持孩子的免疫系統、降低生病和嬰兒猝死症候群（SIDS）的風險，此外還能降低成年期發生肥胖症和心血管疾病的風險。

許多對調節身體功能、生長、食物和體重極為重要的荷爾蒙，都是透過母乳從母體傳送給寶寶。已有研究證實，母乳含有各式各樣的腸道菌，經由哺乳和乳暈的皮膚接觸傳遞給寶寶，種下健康的腸道菌群。

配方奶

你可能基於各種不同的原因無法選擇以母乳哺育，對此你完全沒有必要有罪惡感：這並不表示你的寶寶一定會錯過些什麼。現在的配方奶已被設計成能夠供應寶寶需要的所有關鍵營養素。配方奶添加了必要的維生素進行營養強化，所以儘管從出生起，所有母乳哺育的寶寶應該每天補充維生素 D（8.5-10 微克），每天餵食超過 500 毫升嬰兒配方奶的寶寶，則不需要這樣的補充。

六個月時的變化

在寶寶六個月大時，體內像是鐵等營養素的儲備開始耗盡，因此指南建議，大約在這個時期應該開始斷奶（「固體」食物的引進；參見第192-193頁）。英國衛生部也建議，以母乳哺育的寶寶，從六個月大開始一直到五歲都要補充維生素 A、C 和 D。餵食嬰兒配方奶的寶寶除非一天攝入的配方奶不到500毫升，否則不需要這些補充。

斷奶的最佳策略是什麼？

寶寶第一次的味覺體驗，能讓他們與食物建立良好的關係。習慣上，水果泥會是最初提供給寶寶的食物，但研究顯示，提供各種各樣的風味能鼓勵寶寶接受各種口味。

———————

用水果泥開始的做法一點問題也沒有。嬰兒天生就偏好甜的食物（參見第194頁）。身為一名營養學家，我建議在離乳期盡量實驗並接觸大量的食物，好協助你的孩子習慣盡可能多的味道。如果你開始斷奶時選用的是鹹味，你便能讓你的孩子在有機會把固體食物與甜味牢牢連結在一起前（因為奶水的味道是甜的，所以他們很容易這麼做），學著接受並享受鹹味食物。這種以蔬菜為主導的離乳方法絕不是用來斷奶的唯一方法，但卻有科學研究的支持，顯示這個方法對攝取蔬菜是有正面影響的。

研究顯示，在六到十二個月大這段時間，寶寶是最有可能接受新食物的。這提供你將各式各樣的食物引進寶寶飲食中的理想機會。這樣的營養輸入將能

青花菜
含有纖維、鈣、葉酸和維生素 A 與 C

支持他們的發育，而對各種味道的熟悉將能幫助他們建立良好的終生飲食習慣。

無論你選擇什麼方法，反覆接觸都是非常重要的，所以請有耐心。同樣的食物可能需要超過十次以上的嘗試，才能被常態性地接受。請繼續提供。

而且請記得，寶寶們也要有休息日。你的寶寶不會想每天吃相同分量的食物。發熱、長牙、生病和疲倦等狀況，都會影響食欲。

糊狀食物還是手指食物？

遵循以寶寶為主導的斷奶方法的父母，從一開始就會跳過糊狀食物，提供手指食物，鼓勵寶寶自己吃東西（只要他們可以坐

手指食物鼓勵寶寶自己進食，並有助於改善他們的協調性還有習慣新的觸感。青花菜和花椰菜的「小樹」很容易拿取，而且有能刺激寶寶口腔的絕佳質地。

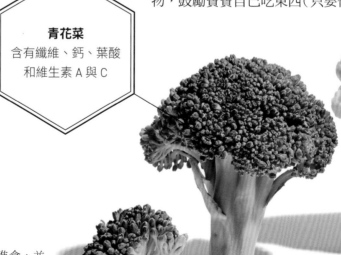

直而且有協調能力）。

　　儘管將糊狀食物和手指食物同時引進飲食中獲得的回饋不一，但這種做法事實上可能有助於寶寶發展協調性和獨立性，並發掘出他們最愛吃些什麼。有些人誤以為把湯匙放在手指食物旁邊可能會讓寶寶困惑，並導致他們被噎到。

　　手指食物必須足夠柔軟，讓寶寶能用牙齦壓碎，並減少噎到的風險。確認粗糙的表皮和硬塊都被去除。所以，如果要提供櫛瓜條，將皮去掉，直到超級柔軟為止。至於小黃瓜，只提供中間瓜瓤的部分。

　　製作糊狀食物時，將食物蒸熟後再攪打。最初的糊狀食物應該含水分多一些，例如牛奶，然後逐步發展成更濃厚粗糙的黏稠糊狀物。將這個過程看待成從濃湯狀到泥狀、到細末狀、再到粗粒的逐步過渡。

例行用餐時間

　　寶寶在常規作息中成長茁壯。在合理範圍內，每天在相同時間餵你的寶寶吃飯。你可以放音樂，幫助寶寶建立對於用餐的正面連結。愉快的例行活動會是令人安心的，這使你能用令人舒服的方式，讓寶寶接觸新的食物。

　　可以的話，和寶寶一起進食。良好的榜樣能鼓勵寶寶吃得更多，並嘗試新的食物。藉由觀看你咀嚼和吞嚥食物，他們甚至能學會更多。

　　保持正面積極和冷靜。不要被寶寶臉上的表情影響。想像一下第一次體驗某種食物，那很可能會引起某種反應。這就是離乳期的神奇之處！

苦味

盡早讓孩子食用苦味食物，有益孩子的長期健康。

研究顯示，苦味蔬菜裡的植物營養素有助於預防心臟病和癌症。試著將苦味更濃的蔬菜，像是青花菜或球芽甘藍，和花椰菜一類味道沒那麼重的蔬菜一起加進來，以鼓勵你的寶寶接受和喜愛這些蔬菜的味道和口感。

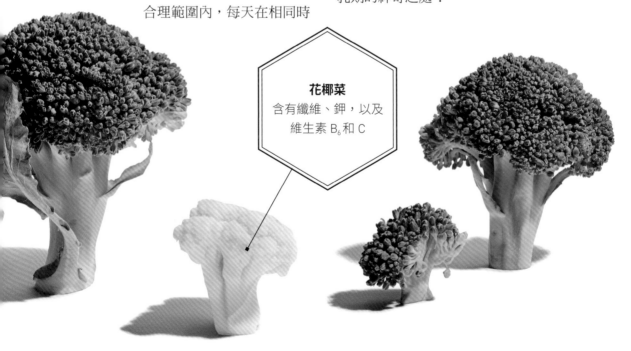

花椰菜
含有纖維、鉀，以及維生素 B_6 和 C

我要怎麼阻止孩子挑食？

幼童與食物的關係很重要。挑食的人能獲取的蛋白質、蔬菜和水果都比較少,同時研究證實,在三歲時沒有好好進食的兒童,在進入成年期後更有可能繼續挑食。

「挑食」一詞是對許多行為的描述,包括拒絕一種或多種食物,在食物攝取量和多樣性方面的限制,和(或)對食物偏好的頻繁改變。要精確指出挑食的原因很困難。研究顯示,有些兒童本身就有對食物挑剔的傾向,就好像有些小孩更容易害羞一樣。許多研究證實,兒童會對他們父母與食物之間的關係做出反應,這讓父母親擁有影響孩子飲食的能力。

你能做的事

遵循第192頁到193頁的斷奶建議,提早建立良好的進食習慣。盡可能經常一起用餐。給孩子吃和家裡其他人一樣的食物(但要減鹽)。讓孩子學習吃下並享用新食物的最佳方法,就是模仿你。給你的孩子小分量食物,並在他們進食時給予大量的稱讚,即使只吃了一點點也是一樣。如果他們拒絕某種食物,不要強迫他們吃下。什麼也別說,單純地把那樣食物拿走,下次再試試看。改變食物的食用方式可能會讓食物看起來更吸引人。舉例來說,孩子可能會拒吃煮熟的胡蘿蔔,但樂於享用生的胡蘿蔔絲。

你的孩子進食速度可能比較慢,所以請要有耐心。讓用餐時間是愉快的,不光只是吃東西而已。坐下來聊聊其他的事情,給孩子機會用自己的步調完成進食。

不要給孩子太多零食,一天兩份健康零食就夠了。還有,不要把餐點留到孩子太餓或太累的時候吃。

如果你認識進食良好的孩子,邀請他們喝下午茶來樹立榜樣,但不要公開地把他們拿來和你的孩子做比較。如果你的生命中有孩子敬重的成人,經常邀請他們過來用餐。舉例來說,有時候孩子在祖父母在場時不會挑食。

不該做的事

避免在孩子出現挑食行為的時候做出反

天生嗜甜

嬰兒和幼童對甜味顯示出的偏好,可能是由於甜食能緩解疼痛及壓力。

在研究中三到四個月大的寶寶攝入甜食後,在新面孔前會立刻感覺較為平靜,並更為信任對方。我們天生就喜愛甜食。甜食能觸發大腦中「感覺良好」的獎賞迴路,而且能提供充足的能量補給。隨著我們長大,我們的感覺良好受體運作得不再那麼有效率,也就是說,我們不再愛吃甜食了。話雖如此,早期便建立良好的進食習慣是很重要的。適度地給予孩子甜食,最理想的是在飲食中確定納入鹹味食物之後(參見第192頁)。避免提供游離糖給兩歲以下的兒童(參見第64頁)。

應。試著保持冷靜，即使那讓人感覺非常挫折也一樣。將所有的注意力保留給每次孩子好好吃飯時的口頭表揚上。

此外，避免給孩子提供過多的分量。堅持少量多餐，必要時可以加餐。

不要讓你的孩子獨自吃飯。如果你沒辦法一起吃，在孩子自己用餐時陪在他們身邊。

避免用食物當作獎勵。你的孩子可能會開始認為甜食是好的，而蔬菜是令人討厭的，這種想法可能會演變成與食物間不健康的關係。做為替代，你應該用到公園走走或答應與他們一同遊戲來獎勵他們。

給孩子提供他們會吃的食物是很誘人的，而且超加工食品非常美味可口。孩子們可能會一直拒絕食物，或者只有偶爾才會吃。對此請有耐心而且要長期抗戰。雖然一包薯片的每一口吃起來的味道一樣，會讓孩子樂於吃下，但長此以往，孩子可能會對較不健康的食物產生偏好，養成難以打破的惡習。

維生素 A
胡蘿蔔是維生素 A 的絕佳來源，支持眼睛健康和免疫系統都需要維生素 A

味道甜而淡的胡蘿蔔，是讓寶寶從六個月大開始過渡到固體食物的熱門選擇，不過不要害怕嘗試味道更為強烈的蔬菜，好幫助拓展寶寶的味蕾。

我要怎麼幫助學步期的孩子吃得好？

學步期幼童對食物的態度喜怒無常是大家都知道的事，這完全是正常的。你需要支持和引導幼童在營養方面做出正確選擇，這會影響成長、發育，還有未來的健康結果。

———

一到三歲的幼童會學習如何用手和餐具在各種不同環境中進食，並根據他們將進行多少成長及探索來管理能量的攝入。有些孩子會吃得比其他孩子多。長牙、生病、活動量，以及睡眠全都會影響食欲。

建立良好習慣

家中積極正面的進食環境，是鼓勵良好進食行為的關鍵。讓你的孩子參與烹飪，好讓他們從頭到尾瞭解整個過程；唱歌或發揮創意，讓這件事變得更有趣。

讓你的孩子接觸大量不同的食物。在引進一次新的食物之後不要放棄：可能需要五到十五次孩子才會接受新食物。試著在用餐時間之前和用餐當下，盡可能保持放鬆，以身作則，食用各種不同的食物，並與攝入食物這件事建立健康的關係。你給孩子的壓力愈大，他們愈不會想嘗試新的食物或吃下自己的餐點。限制賄賂的行為，因為從長遠看來，這將只會讓事情變得更加困難。例如，避免說「如果你吃完你的青菜就能吃甜點」，或者讓孩子因為他不吃、但其他地方的人卻沒有那麼多食物可吃，而覺得有罪惡感。

確保你的廚房和家裡充滿健康的食物。善加利用冷凍庫，試著大量烹煮特別受歡迎的餐點，在裡面添加大量蔬菜。舉例來說，做一道將葉梗和菜葉都包括進去的花椰菜起司通心粉，搭配青花菜、豌豆和胡蘿蔔，分成單份冷凍，供接下來的幾個星期使用。

營養需求快速指南

學步期幼童每天都需要三餐和一些零食，這些餐點應該以四種主要食物大類組成，並且有正適合他們的均衡性和正確分量。對大多數學步期幼童來說，不需要提供低熱量或低脂肪的選項，因為這個年齡的孩子需要大量能量用在成長和身體活動上。

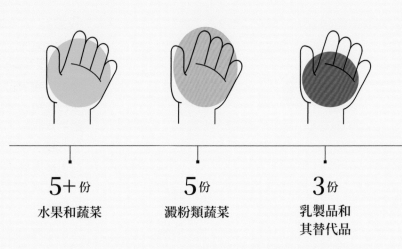

5+份
水果和蔬菜

5份
澱粉類蔬菜

3份
乳製品和
其替代品

197

乳品

分量？
一天至少350毫升牛奶或2份乳製品食品，例如起司、優格，或低脂鮮乳酪。

持續多久？
WHO 建議以母乳哺育到兩歲；十二個月後提供牛奶或替代品。

純素飲食：
確認乳製品替代品有經過營養強化，而且營養素在飲食的其他地方可以找到。避開米奶，因為含有對學步期兒童來說濃度過高的砷。

鹽

分量？
一到三歲的孩子一天不應該攝取超過2克鹽（0.8克鈉）。

加鹽還是不加鹽？
沒有理由在任何年齡的孩子飲食裡加鹽，除非有專業醫事人員建議這麼做。

糖

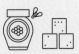

分量？
避免額外添加的糖，除非兩歲以後可以偶爾添加，以幫助改善孩子與食物之間的關係。

甜點
可以將其納入以使營養最大化，但以水果和優格，過其他沒那麼甜的東西當作甜點。

飲料
水和牛奶是最好的，因為它們不含額外添加的糖。從兩歲以上刷過牙後，就不能再喝牛奶。

零食
避免吃太多的果乾，因為它們可能會卡在牙縫裡，導致蛀牙。

脂肪及蛋白質

分量？
孩子一直到兩歲都需要大量來自脂肪的能量。兩歲之後可以提供低脂的選項。

飽和脂肪
將飽和脂肪限制在整體每日熱量的10%以下。以蒸、炙烤或烘烤代替油炸食物，以減少飽和脂肪。

蛋白質
用豆子、豌豆和扁豆替代加工肉品和高脂肪肉類來滿足蛋白質需求，不過要注意，高纖維食物可能會太快把孩子的小肚子填滿。

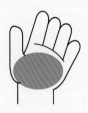 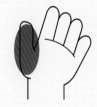

2+份
蛋白質（如果是素食需要三份）

< 1份
少量脂肪

我該給學步期幼童營養補充品嗎？
政府的建議是，六個月大到五歲的孩童應該每天服用維生素A、C和D的營養補充品

如果飲用的配方奶不足500毫升。然而，近來已有關於更多孩童可由飲食中獲得足夠維生素的報告。除了維生素 D 之外，如果你的孩子飲食均衡，包含大量色彩和多樣性，那麼他們將能獲得足夠維生素。如果你有疑慮，請家庭醫師轉介一位兒童營養師給你。

如果我要用植物性飲食撫養小孩該考慮些什麼？

時代在過去二十年間經歷了巨大的變化，植物性飲食正在興起，但這對年幼的食客來說代表了什麼呢？ 植物性飲食有可能供應他們需要的所有營養嗎？

———————

簡短的回答是「可以」，但這需要經過深思熟慮，如果採用純素飲食，可能還要搭配營養補充。

純素食者的營養素密度

為了健康的發育，純素食的兒童需要足夠的熱量、健康的脂肪，還有蛋白質。純素飲食的分量極大，而且纖維含量很高，這有可能會讓學步期兒童的小肚子在還沒有獲得足夠熱量前就被填滿。用納入富含能量而且營養密度高食物的方式，像是酪梨、植物油、種子、堅果醬或打成粉的堅果（由於有噎到的風險，五歲前的兒童不可食用整顆的堅果）、豆腐、豆類和豆科植物來預防上述熱量不足的情況。

蛋白質的注意事項

如果你的孩子每餐都食用各種各樣含有蛋白質的食物，蛋白質需求很容易便能達成。從非乳製品優格到豆子、豌豆和扁豆、穀類（例如藜麥和蕎麥），再到豆腐和其他大豆製品，純素食者和植物性飲食者有許多的選擇。兒童還有幾種必需胺基酸需要和我們全都應該攝取的必需胺基酸（參見第14-15頁及第128-129頁）一起攝入，這是因為兒童的身體無法製造足夠的：精

胺酸（arginine）、 組胺酸（histidine）、 半胱胺酸（cysteine）、 甘胺酸（glycine）、 酪胺酸（tyrosine）、 麩醯胺酸（glutamine）和脯胺酸（proline）。如果你每天都給予孩子包括全穀雜糧類和蔬菜在內的不同綜合蛋白質來源，他們要獲得必需胺基酸和條件式必需胺基酸[17] 應該不成問題。

維生素和礦物質

如果接受到來自你的家庭醫師或註冊營養師、營養學家的建議，考慮讓你的孩子服用滴劑或噴霧形式的膳食營養補充品：

- **鐵** 建議以寶寶體重每公斤1毫克的量，為四到六個月大純粹以母乳哺育的寶寶補充。

- **維生素 D** 根據指南，從出生開始便補充8.5-10微克的維生素 D，除非寶寶一天喝超過500毫升維生素 D 營養強化的配方奶。

- **碘** 母乳和配方奶已提供全部需求。之後提供營養補充品或將以碘營養強化的食物納入飲食中是明智的，因為碘只會少量出現在植物性食品中。

- **維生素 B_{12}** 植物性飲食中沒有高品質的 B_{12} 類型，而維生素 B_{12} 對神經系統、代

---

17 在特定情況下需特別從食物中補充的胺基酸。——編按

謝和紅血球的生成極為重要。母乳只有在母體攝入 B$_{12}$的狀況下，才能提供足夠的維生素 B$_{12}$，配方奶則已經以 B$_{12}$進行營養強化。

- **膽鹼** 對寶寶的大腦成長很重要，膽鹼的主要來源是蛋、大豆和十字花科的蔬菜。

- **omega-3** DHA 脂肪酸是大腦發育的關鍵，但即使是海草、藻類、蛋和營養強化食品都不太可能提供足夠的 omega-3，所以考慮在孕期和哺乳期服用營養補充品。

- **鈣** 研究證實，純素飲食中，對骨骼和牙齒生長十分重要的鈣含量是不足的。將目標放在各種不同的植物性營養強化來源：以石膏粉凝固的豆腐、以鈣營養強化的大豆優格、烤豆子、鷹嘴豆泥，還有堅果醬。

鷹嘴豆泥
這種以鷹嘴豆為基礎的沾醬含有鈣和精胺酸，純素飲食中可能缺乏這些營養素

酪梨
這些木本漿果是能量密集且營養密度高的健康脂肪和必需胺基酸來源

堅果醬
是條件式必需胺基酸、能量和健康脂肪的優質來源

營養強化食品 如果你以純素飲食或素食餵養寶寶，可能會缺乏各種營養素。在許多情況下，營養補充品是最好的選擇，不過通常藉由在寶寶的飲食中引進某些營養豐富的植物性食物，例如鷹嘴豆泥和堅果醬，便可以達到那些需求。

條件式必需胺基酸的來源

精胺酸	組胺酸	半胱胺酸	酪胺酸	麩醯胺酸	脯胺酸
南瓜籽	豆腐	葵瓜籽	牛奶	大豆	豆子
大豆	南瓜籽	扁豆	扁豆	紫甘藍	堅果
花生	全麥義大利麵	燕麥	南瓜籽	堅果	種子
鷹嘴豆	菜豆	胡蘿蔔	野米	豆子	
扁豆					

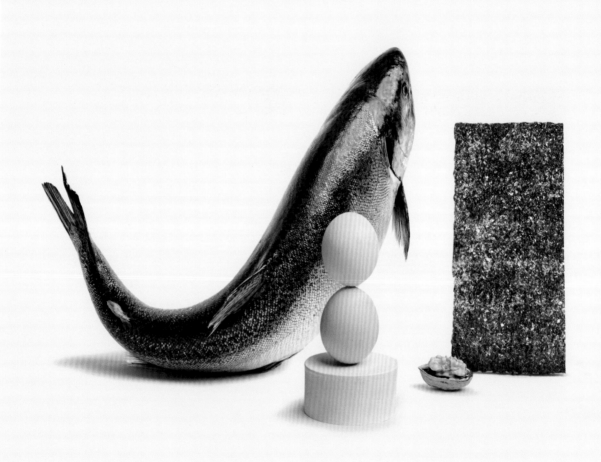

我們能透過進食滋養心理健康嗎？

我吃的東西會影響我的情緒嗎？

健康的飲食能夠極大地提升你的情緒和幸福感。事實上，改善你吃的食物能讓你的感覺
更正面積極、思維更清晰、精力更充沛，而且情緒也更平靜。

研究顯示，腦內的發炎反應會被飲食影響，這是因為腸道中生成的短鏈脂肪酸有抗發炎的特性，而且腸道菌的多樣性會促進這些脂肪酸的生成（參見第48-53頁）。高鹽、高飽和脂肪及高糖的不良飲食，會導致大腦海馬迴體積縮小，而且我們的神經元可能也會受損。進而使憂鬱症、情緒低落，以及記憶與學習能力變差的風險增加。如果我們的目標放在遵循地中海飲食（參見第36-41頁），試驗顯示這能做為治療憂鬱症的方法，而且在部分病例中，還

有助於預防憂鬱症的發生，通常證明地中海飲食比傳統治療途徑有更大的效果。我們也應該爭取在飲食中食用更多多酚以保護我們的大腦，多酚存在於菠菜和深色莓果，例如藍莓等食物中。

飲食與「快樂荷爾蒙」

血清素是協助訊息在大腦不同區域間傳遞的神經傳導物質，並且被認為會影響許多心理功能；由於具有穩定情緒的特質，血清素被公認為是我們的「快樂荷爾蒙」。人體 95% 的血清素都是由腸道細菌所製

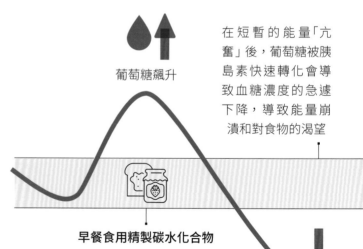

葡萄糖飆升

在短暫的能量「亢奮」後，葡萄糖被胰島素快速轉化會導致血糖濃度的急遽下降，導致能量崩潰和對食物的渴望

血糖的高點和低點

當你食用大量精製碳水化合物時，你的胰臟發現血糖濃度飆升，於是便以最快的速度釋放胰島素試圖趕上。這可能會導致太多葡萄糖從血液中被移除，引起血糖濃度崩盤，這可能會讓你感覺疲憊、易怒、沮喪、焦慮和緊張不安。

早餐食用精製碳水化合物
只有一點點或不含纖維的食物（例如精製加工的碳水化合物和糖）會很快地分解並釋放出能量，導致血糖濃度出現短期的飆升

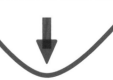

葡萄糖
崩盤

造。我們的腸腦軸線（參見第48-49頁）與腸道菌間的交互作用能幫助我們進行許多必要的功能，不只是營養素的消化，還有我們的免疫反應（參見第140-141頁），它們甚至可能涉及我們的心理健康。

據說，血清素濃度不高的人，在吃糖後會感覺好一點，這顯然不是提振情緒最健康的方式，而且經常會導致暴飲暴食。做為替代，你可能可以藉由攝入足夠的優質碳水化合物，以及含有色胺酸這種胺基酸的蛋白質（例如牛奶或鮪魚），來幫助血清素的生成。研究尚未完全確認這樣的飲食變化是否確實能改善情緒，但可能是沒有攝取足夠的碳水化合物（例如高蛋白／高脂肪飲食），導致了情緒低落。

能量和情緒

飲食選擇對血糖濃度的影響在很大程度上，可能會影響情緒和專注力。當你食用碳水化合物時，你的身體將它消化、轉變成葡萄糖（糖），並將葡萄糖送進你的血液裡。接著胰臟生成胰島素，將上述葡萄糖轉變成能量（參見第30-31頁及170-171頁）。

你的血糖濃度取決於你所食用碳水化合物的種類。「錯誤」的種類（例如精製碳水化合物和糖）會讓你像坐雲霄飛車一樣、迅速感到精力充沛，但緊接著就會崩潰，讓你感覺精力不足、注意力渙散，而且渴望更多能量密集的食物。這就是你可能想要伸手去拿那些餅乾，給自己另一波以糖為基礎的能量提升的時候。不過，食用緩慢釋放的正確碳水化合物種類，例如蔬菜、水果和全穀雜糧類，能讓你遠離血糖震盪，讓你感覺更開心、更專注，而且能在更長的時間裡保持精力充沛（參見下方）。

葡萄糖飆升

要擺脫血糖震盪，你需要使血糖濃度來到一個高點和低點波動範圍較窄的平穩曲線上

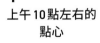

上午10點左右的點心
拿含糖零食或更多蛋糕、餅乾等精製碳水化合物來提振精力，只不過是在重複這個過程

葡萄糖崩盤

健康的午餐
一頓緩慢釋放的碳水化合物午餐，像是全穀雜糧類、蔬菜和扁豆，要花更長時間進行消化，同時會緩慢地釋放能量，帶來穩定的血糖濃度

直覺飲食對我有幫助嗎？

採用直覺飲食的做法能幫助你和自己的內在重新連結、傾聽自己的身體，
並關注在健康而非體重上。

許多人認為直覺飲食（Intuitive Eating, IE）是一種全有或全無的方法（和節食很像），不過直覺飲食是一種有助於讓人們從慢性節食中痊癒的非節食性方法。它鼓勵你拋棄食物規則、尊重你的身體，並能再次真正享受食物。

選擇你的巧克力

當你不斷地節食，在選擇你認為自己應該吃的食物時，通常沒有多少樂趣，而且還會有罪惡感。然而，這往往會適得其反。舉例來說，你想要來點巧克力，但你會想「這不健康」，所以你選了低卡零食代替。吃下這份零食後你覺得不滿足，所以你尋找其他的食物……如此往復循環。如果你曾聆聽自己的身體並吃下巧克力，你可能已經讓你的胃得到滿足，而無須吃得過多。

黑巧克力可以提升你的幸福感，因為它會釋放出一系列已知與改善情緒有關、令人感覺良好的化合物。然而，關於巧克力是否含有足夠的這些化合物以產生任何效果這一點仍有爭議。

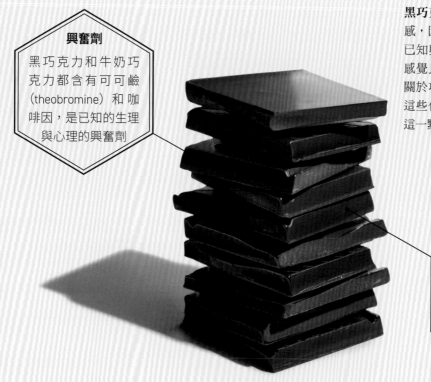

興奮劑
黑巧克力和牛奶巧克力都含有可可鹼（theobromine）和咖啡因，是已知的生理與心理的興奮劑

情緒提振劑？
黑巧克力中的 N-醯基乙醇胺與大腦的情緒和獎賞迴圈有關

直覺飲食由十個原則組成：

1.
去除節食的心態
處理你的食物規則，那些規則可能受到像是節食和媒體等外在因素的影響。如果你有飲食失調的病史，消除它們會需要時間。

2.
尊重飢餓感
你是「被容許」感到飢餓的。飢餓感代表我們身體的訊號正在運作，但節食通常會需要我們忽視它們。飢餓的提示，包括了覺得頭暈腦脹、易怒，或精力不足。

3.
和食物和解
允許自己進食。這不代表不斷大吃不健康的食物：藉由容許所有的食物，「禁止」這件事就失去了吸引力，而你就能得到平衡。

4.
挑戰食物警察
挑戰你腦內試圖根據卡路里含量或「健康」支配你食物選擇的聲音。對食物進行更理性的思考。

5.
尊重飽腹感
感覺吃飽了和感覺吃得心滿意足，是有差別的。在進食的時候和自己確認。你是滿足了，還是只是吃飽了？正念飲食在這方面可能會有幫助。

(參見第 206-207 頁)

6.
發掘滿足的因素
想要吃少一點並感覺更為滿足，選擇你真正想要的美味食物，你將能心滿意足。從每週優先設定幾頓飯以樂觀進食為重點開始。

7.
解除感覺與食物之間的關聯性
當安慰性進食成為你唯一的應對機制時，這可能會造成問題。試著找出寬慰自己的其他方法，例如泡個澡、讀一本書、去散散步。

8.
接受個體差異
我們的體態和體型各不相同，不應該為了試圖改變我們的遺傳而犧牲健康。如果你掙扎於身體形象問題，請考慮尋求心理方面的支持。

9.
運動，感覺其中不同
運動對身心健康都有好處，而且應該感覺很好。探索能讓你覺得精力充沛的不同運動形式，並且把追蹤裝置給扔了。

10.
對營養溫柔以待
首先，你必須探討你和食物之間的關係，然後思考營養的基礎原則。除了為了健康，還有為了享受而進食是很重要的。

正念飲食對我有幫助嗎？

在我們同時處理多項事務時，吃飯成為一件需要快速完成的事情。但如果我們花時間培養一種用心進食的方法，我們與食物之間的關係將獲得極大改善。

————

每當我們吃或喝時，我們便有了專注在當下的機會。不幸的是，我們許多人都做不到這一點；我們反而會在進食時講電話，或者在電腦上工作，幾乎沒有注意我們正吃下的食物滋味或分量。透過正念飲食，我們能將全部意識引導到隨著進食而產生的感受、想法和情緒上，不帶批判或評斷。我們會注意食物的色彩、形狀、香氣、風味、口感，甚至是聲音。一場關於正念飲食的盛大活動已經開始，這意味著更緩慢和更思慮周到的進食方式，將幫助我們對抗體重問題和糟糕的食物選擇。

我有沒有用心進食？

你覺得自己能掌控每天關於食物方面做出的決定嗎？當你去看電影時，你有沒有注意過你吃了多少爆米花，還是你被電影分心，以致你吃完了一整桶，卻沒有真的吃出味道來？意識到你如何進食是關鍵。只有這樣才能讓你進步，並重新架構你與食物之間的關係。我們之所以擁有味蕾是有原因的，而會覺得飽是自然的感受，所以讓自己享受食物。這是正念飲食的第一步。

做出改變

正念飲食的關鍵，是辨識出我們偶爾都會表現出的無意識進食習慣。參照對頁的列表，辨認出經常讓你陷入其中的習慣，並制訂策略來改變它們。清楚意識到你吃了什麼、何時吃，還有如何吃，盡可能經常花時間欣賞你的食物，並享受這樣的體驗。

未控制分量
成堆的盤子
是你在餓的時候很容易做出來的事。試著在你煮飯前將食材秤重，並堅持合理的分量大小。

吃宵夜
避免跳過正餐
並且確認你在白天吃下足夠的食物，以避免夜間發生會干擾睡眠的飢餓痛。

在用餐時間使用
科技產品
進食時看電視或滑手機，會讓你從食物上分心。試著在用餐時間將手機放在另一個房間，並關掉電視。

情緒化食客
生氣、無聊、疲倦或感受到壓力時進食
大多數人有時候會有安慰性進食的行為，但如果你經常如此，試著找出其他能提振情緒的方法，例如運動、泡澡，或者是寫日記。

挑食
整天挑食

整天都在吃零食，很可能會引起短期的精力高漲，隨之而來的是血糖崩盤（參見第202-203頁）。為了讓能量能較為緩慢地釋放，試著食用包含了複合碳水化合物的豐盛正餐。

在沙發上進食
而不是坐在餐桌前

沙發是休息和放鬆的地方。在餐桌前進食能讓你有更好的用餐姿勢，並更專注在你的食物上。

邊走邊吃
當你匆忙地

從一個地方趕到另一個地方時，進食變成不得不做的事，而非優先事項。試著停下來，即使5分鐘也好，品嚐一下你的食物。

在辦公桌上隨便吃
當天在辦公室找得到的任何東西

有時候便利性會占據上風，但試著有意識地選擇你想吃的食物，並在享用時遠離你的辦公桌和任何其他會使你分心的事物。

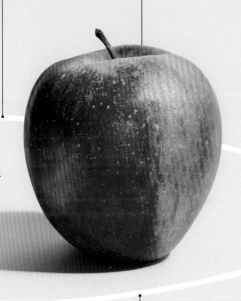

要避免的無意識進食習慣

捫心自問你有多常做出這些無意識的飲食習慣，還有你能不能改變自己的行為。你可能沒辦法一直避免所有這些問題，但察覺到它們代表你改變了選擇的範圍。

包裝食品食客
加工食品和包裝食品

裡面有各種隱藏的原料，許多是不健康的。試著盡可能經常從頭開始做飯，這樣你就知道自己的食物裡加了些什麼。

週末食客
你整個禮拜表現良好，然後週末時，這些表現不復存在

時刻容許自己吃得更自在，而不是在週間限制重重，週末暴飲暴食。

不咀嚼食物
狼吞虎嚥

不加以咀嚼讓食物更難被身體消化，而且會讓你感覺未得到滿足，很可能引起過度進食。試著讓自己有充裕的時間享用餐點或零食，並且慢慢地進食。

跳過早餐
這看來似乎是個快速的解決方法

如果你在趕時間或者正想減少食物的攝入，但花點時間吃一頓健康的早餐，能讓你用緩慢釋放的能量為一天做好準備，並防止你在午餐時暴飲暴食。

暴食－限制的循環

限制不健康食物的攝入似乎是
正確的做法，但這種方式可能
會啟動暴食模式。

被認為是「不好
的」或讓人聯想到
羞愧感或罪惡感的
食物會受到限制

移除限制的組成要素便能打
破暴食－限制的循環。研究
顯示，如果我們容許自己食
用喜愛的食物，我們就不太
可能會想要無節制地狂吃。

限制

我們因缺乏自制和
未限制攝入而感到
羞愧，
使循環繼續

羞愧

著迷

我們對被限制
的食物著迷是
因為它是被禁
止食用的

罪惡感

暴食

罪惡感會因為做下
「錯事」接踵而來

我們會狂吃對我們
來說變得念念不忘
的食物

如何打破自我價值的循環

暴食－限制的循環可能發
生在任何人身上，不只是
那些有飲食失調的人。如
果你發現自己曾陷入暴
食－限制循環中，請考慮
以下幾點：

1
自我價值

**準備好對自己
進行改造。**
分析你的期望和價
值，學著發展你的自
我價值和自尊。需要
時，請尋求專業治療
師的幫助。

2
食物日誌

**著手記錄食物與情緒
的日誌。**
參見第96-97頁。一
天吃三頓均衡的正餐
和兩到三次零食；要
能足以維持你的體
重，在嘗試減重前，
你需要先離開暴食－
限制循環。

3
感受

瞭解你的感受。
你的進食風格是
什麼？是不是
有很多規則？
有罪惡感或悲傷
的感覺嗎？如
果打破其中一條
規則你會有何感
受，還有你會如
何應對？

我要怎麼停止暴飲暴食？

暴食通常被解釋成在我們不餓的時候進食，或為了暫時轉移對某些痛苦之事的注意力而過度進食。但食物與情緒之間的關係，遠不只有那些特定的時刻。

————

情緒性進食，通常是對缺乏應對技巧而產生的補償方式。對某些人來說，這種模式變成了一種強迫性的行為。需要注意的是，嗜食症是一種嚴重的心理疾病，吃下大量食物的患者可能會覺得他們失去控制，這會令他們極為痛苦。暴食會讓人覺得自己和暴食期間做出的事脫節，之後他們甚至會忘記自己吃過些什麼。

我有暴食的狀況嗎？

在某種程度上來說，人人都是情緒化食客。壓力、無聊、焦慮，或者睡眠不足，都可能讓我們想吃下（或不想吃）更多不同的食物。當我們的情緒支配了我們如何進食時，問題便發生了。如果我們對某些困難或痛苦的事做出過度進食的反應，我們有可能會陷入暴食－限制的循環（見左頁）。隨著暴食而來的是罪惡感，甚至還有羞愧和困窘，這可能會讓人們限制食物的攝入以做為補償。限制會觸發對食物偏執著迷的念頭，循環因而再次開始。如果你能花時間建立應對情緒問題的新策略，可能會有助於你釐清問題的真正核心，並打破暴食－限制的循環。

如果你相信自己患有任何種類的飲食失調，只要一有機會，你就應該尋求專業協助。你的家庭醫師應該是你的第一個接觸點，因為他們能將你轉診給有正式登記的醫事人員。或者你也可以尋求註冊治療師的幫助。

4	5	6
誘因	負面思想	仁慈

辨認你的誘因。
看看你能不能辨認出自己是否屬於以下任何一種常見的暴食誘因，同時想想這些狀態在一整天內可能會如何對你造成影響：
憤怒 | 焦慮 | 擔憂 | 恐懼
抑鬱 | 態度消極 | 無聊
罪惡感 | 羞愧

挑戰負面思想。
考慮為你腦袋裡的內在批評者命名。你可能會很驚訝地發現，你在霸凌自己，而這是需要自我安撫的跡象。

對自己好一點。
記住，你的身體需要食物做為燃料。如果你的身體接收到所需的營養，你就不太可能會苦於惡劣的健康狀況。你食用並享受食物是應該的。

我患有飲食失調嗎？

飲食失調，是一種用《精神疾病診斷與統計手冊第5版》（DSM-5）中的標準進行診斷的複雜心理疾病，而且經常受到極深的誤解。任何人，無論性別、年齡、種族、體態和體型，都可能有飲食失調，也就是說，它們一視同仁。

————

與食物之間的關係健康，能讓你用有彈性和自發的方式食用各式各樣的食物。這種關係對我們所有人來說看起來都有所不同，但最終它代表著食物不會干擾你的生活，而你不需要依照特定的飲食規則而活，像是如果你那天運動，就只能吃碳水化合物。

什麼是飲食失調？

患有飲食失調的人會用無序雜亂的進食方式來應對困難情境或感受。這種行為可能包括限制食物攝入；一次吃下非常大量的食物；用不健康的方法擺脫吃下的食物（例如嘔吐、濫用輕瀉劑、斷食，或者過度運動）；或者是上述行為的結合。

飲食失調沒有單一的原因，而患者可能不會出現任何一種飲食失調的全部症狀。最常被辨識出的飲食失調，可能就是神經性厭食症（anorexia nervosa），但患有厭食症並不必然會體重不足。而且你可能出現一種飲食失調的症狀，然後隨著時間過去，又轉變為另一種症狀；舉例來說，厭食症的症狀可能會發展成貪食症（bulimia）的診斷。關於那些罹患飲食失調者的刻板印象，可能會讓它們更難從年長者群體、男性與男孩，以及少數種族和小眾文化群體中被看出來。許多人被診斷出患有「其他特定的餵食或飲食障礙症」（OSFED），這意思是說，他們的症狀不完全符合醫師診斷嗜食症（binge-eating disorder）、厭食症或貪食症的症狀檢查，但那並不代表病況還不是很嚴重。

辨識症狀

飲食失調在不同人身上有不同的表現，這讓它們很難被看出來。以下是需要注意的一些徵兆：

行為上的徵兆

- 花費大量時間擔心體重和體態
- 避免與食物有關的社交活動
- 吃非常少量的食物
- 進食後讓自己嘔吐或服用輕瀉劑
- 運動過量
- 關於食物有非常嚴格的習慣或例行公事
- 情緒的變化，例如變得孤僻、焦慮或沮喪

身體上的徵兆

- 感覺冷、疲倦或頭暈
- 四肢疼痛、有刺痛感或麻木（血液循環不良）
- 心博過速、昏厥或感覺虛弱無力
- 消化作用出現問題，例如腹脹、便祕或腹瀉
- 以你的年齡和身高來說，你的體重非常重或非常輕
- 初潮未至或其他延遲進入青春期的徵兆

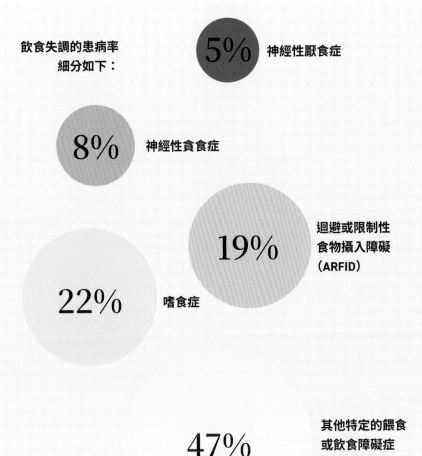

飲食失調的患病率
細分如下：

5% 神經性厭食症

8% 神經性貪食症

19% 迴避或限制性
食物攝入障礙
（ARFID）

22% 嗜食症

47% 其他特定的餵食
或飲食障礙症
（OSFED）

將近
2%
的英國人口患有飲
食失調
約1百25萬人
其中有
四分之一
是男性

大約
9%
的美國人口一生都
會苦於飲食失調
這大約是
2千8百80萬
人
其中有
三分之一
會是男性

不到
6%
被診斷出罹患飲食
失調的人，在醫學
上被認為是
體重不足

我能得到什麼幫助？

如果你懷疑自己患有飲食失調，試著立刻去看一位全科醫師：飲食失調愈快獲得治療愈好。要求二次預約以便讓你有時間談話。你可以帶一位支持人員，不過有些家庭醫師可能會要求在某幾次約診中與你單獨談話。盡可能提供夠多的資訊給醫師；試著在看診前將症狀和顧慮寫下來。你的全科醫師應該會將你轉診給能評估你的需求、並提出治療方案的專家。

有時候，人們會覺得自己的飲食失調還不夠嚴重，不想浪費別人的時間；或者他們會覺得有罪惡感、羞愧，或是窘迫不安。家庭醫師並不專精於飲食失調，而且可能帶有錯誤觀念。如果是這種情況，Beat 飲食失調症慈善組織能提供幫助和建議。如果你約診的結果並非轉診給專家，你有權要求看另一位家庭醫師。不要膽怯也不要放棄：你應該得到治療，而且研究顯示隨時都有可能康復。

索引

致 謝

文獻目錄

要獲得支持本書訊息的原始資料、論文和研究的完整列表，請造訪以下網址：www.dk.com/science-of-nutrition-biblio

作者致謝

雖然寫下寥寥幾字永遠無法回報如此多人對我表露出的信心，但我希望這能在某程度上告訴他們我永遠感謝他們。

理所當然地，我要感謝 DK 出版社所有邀請我加入這個令人鼓舞策劃的人。很榮幸能與和我一樣熱衷於實證建議、敬業的出版商合作。阿拉斯泰爾、凱蒂還有唐，和你們一起工作真的很愉快。安德莉亞、薩利馬、荷麗還有梅根各位編輯們，在完善我的作品方面貢獻非凡，值得我無限感激。此外，必須指出一點，本書最出色的部分就是它的設計，這特別要感謝如此富有創意的艾莉森。

我最早的老師們培養我對科學的敬重與熱情，沒有他們，我不會是現在的我，也無法做到現在所做的事。我特別要感謝蘇·李維博士、柯絲蒂·卡頓，還有羅漢普頓大學，全都在我發展營養學事業方面有極大的幫助。

感謝所有在百忙之中抽空閱讀並認真審閱每一頁的人；我的導師珍妮佛·洛，我令人驚嘆的腸道健康營養師凱特琳·科魯奇，我的運動營養學家費伊·湯森，直覺飲食營養學家蘇菲·伯特蘭德，還有 P 博士的醫學審閱——你的認可對我來說意義非凡，尤其你是我如此親密的友人。

感謝傑出的 Rhitrition 團隊：碧、珍、凱特琳、費伊、蘇菲、莎拉、卡非、哈拉、凱蒂和維多利亞。讓我感到更驕傲的不僅是那些我們一起做的好事，還有想到你們從這裡開始，將會取得的非凡成就。

我也要感謝我的先生和兒子，你們帶給我無盡的喜樂和愛。你們在最艱困的疫情期間一直陪伴在我身邊。在封鎖期間兼顧母職和事業似乎是不可能的，但你們幫助我相信，我能達成我下定決心的任何事情，並讓我成為一個極其優秀的人。

最後同樣重要的，我要感謝你們大家。無論是透過在 @Rhitrition 追蹤我、買我的書或到診所來看我，你們證實了自己有多重視科學。在令人困惑的後疫情時期，這讓人感覺前所未有的重要，我知道你們都曾經歷艱困。這也是為什麼我在寫完這本書時，對我們的健康甚至比剛開始寫的時候更為樂觀。因為我知道本書不僅能幫助許多人；它還能啟發更多人相信，自己可以改變自身還有地球的健康，並明白營養是一門科學。

出版商致謝

多林·金德斯利要感謝梅根·莉亞的編輯協助；曼蒂·伊蕊的設計協助；瑪麗·洛利莫編撰索引；卡什·夏爾馬和維克拉姆·辛格的印刷工作；海莉·多德的食物設計定型；以及史帝夫·克羅齊爾的修圖。

關於作者

里安農·蘭伯特是英國頂尖的營養學家之一，她是一位暢銷作家兼排行榜首的播客主持人。

她於 2016 年成立 Rhitrition，一家位於哈里街，專精於體重管理、運動營養學、飲食失調及產前、產後營養學的著名診所。診所擁有一支由註冊營養學家、註冊營養師與特許心理學家組成的高素質專業團隊，致力於幫助個人改變生活。

做為一名實證實務（evidence-based practice）的從業人員，里安農致力於用科學的方法為營養帶來益處。

她曾擔任許多著名食物品牌的顧問，包括戶戶送（Deliveroo）、Wagamama（倫敦的日本拉麵連鎖店）、Alpro、優活谷地（Yeo Valley；英國第三大優格品牌）和小皮（Little Freddie；天然嬰兒食品公司），完善他們的菜單、產品範圍和烹飪方法。里安農也為六善酒店（Six Senses）、四季酒店及度假村（Four Seasons Hotels & Resorts）、亞馬遜公司（Amazon）、微軟（Microsoft）、三星（Samsung）及科蒂集團（Coty；化妝品公司）在營養學方面提供建議。

2017 年，里安農出版了她的第一本著作，暢銷書《重獲營養：吃得好的簡單方法》（Re-Nourish: A Simple Way To Eat Well），這是一本半指南性、半食譜的書籍，她在書中分享如何建構自己與飲食之間快樂、健康關係基礎的食物哲學。隨後她又出版了與世界司諾克冠軍，羅尼·奧蘇利文（Ronnie O'Sullivan）合著的《讓你脫穎而出：為心靈與身體進食》（Top Of Your Game: Eating For Mind & Body）。

里安農主持非常受歡迎的播客「Food for Thought」，在如何實現更健康的生活方式方面，為聽眾提供實際、有證據可循的建議。從 2018 年至今，已有超過五百萬次下載，穩穩地奠定了它的地位——成為英國最受歡迎的健康播客之一。

里安農在營養協會註冊，取得營養與健康的一級學位，以及肥胖症、風險和預防的碩士學位，以及運動營養學、產前及產後營養學的學位證書，是經英國心理學會認證的飲食失調高級執行師，同時也是一名三級私人教練。

在 IG、Twitter、Facebook 和 YouTube 追蹤 @Rhitrition，並請造訪 Rhitrition.com。